现代骨与关节疾病中西医治疗

主编 阎 伟 王华军 闫 璐 刘 涛

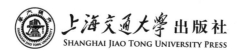

上海交通大学出版社
SHANGHAI JIAO TONG UNIVERSITY PRESS

内容提要

本书首先介绍了骨科学基础、骨科常用检查方法相关内容；然后较为全面地阐述了骨科常见疾病的病因、发病机制、临床表现、相关检查、诊断原则和治疗方法等内容。本书重点介绍了现代骨科疾病的诊断思路及治疗方法，且对骨科疾病的认识和诊疗是从整体出发，适合外科医师、骨科医师和实习医师参考使用。

图书在版编目（CIP）数据

现代骨与关节疾病中西医治疗 / 阎伟等主编. --上海 : 上海交通大学出版社，2023.12

ISBN 978-7-313-29366-4

Ⅰ．①现… Ⅱ．①阎… Ⅲ．①骨疾病－中西医结合疗法②关节疾病－中西医结合疗法 Ⅳ．①R680.5 ②R684.05

中国国家版本馆CIP数据核字（2023）第169964号

现代骨与关节疾病中西医治疗
XIANDAI GU YU GUANJIE JIBING ZHONGXIYI ZHILIAO

主　　编：阎　伟　王华军　闫　璐　刘　涛

出版发行：上海交通大学出版社

邮政编码：200030

印　　制：广东虎彩云印刷有限公司

开　　本：710mm×1000mm　1/16

字　　数：213千字

版　　次：2023年12月第1版

书　　号：ISBN 978-7-313-29366-4

定　　价：198.00元

地　　址：上海市番禺路951号

电　　话：021-64071208

经　　销：全国新华书店

印　　张：12.25

插　　页：2

印　　次：2023年12月第1次印刷

编 委 会

主　编

阎　伟（山东中医药大学附属医院）

王华军（暨南大学附属第一医院）

闫　璐（山东省单县东大医院）

刘　涛（山东省微山县人民医院）

副主编

李鸿林（湖北黄冈益康骨科医院）

王泰哲（湖北省十堰市人民医院/

　　　　湖北医药学院附属人民医院）

苏永宾（浙江省温岭市第一人民医院）

张尊礼（山东省青岛市即墨区人民医院）

前言
FOREWORD

近年来,随着社会生产力的飞速发展和科学技术的不断进步,我国骨科学也取得了长足的进展。当今中医骨科学既沿袭了我国传统医学历史长河中有益的经验和科学的学术思想,又总结了近、现代骨科名家的先进技术、方法和理论,同时还吸收了现代科学技术发展的新成就,从而使我国骨科学正在逐步形成一门既具有我国传统医学特色和优势,又具有现代时代特征的重要临床学科。但骨科学的发展也面临着严峻的机遇和挑战:一方面,独具特色的中医和中西医结合骨科学的研究越来越受到医学界和广大患者的关注;另一方面,有些人对现代中医和中西医结合骨科的特点和优势认识不足,诊治骨科疾病的一些有效的传统方法大有被湮没之势。因此,为了系统而全面地总结骨科临床诊治经验,荟萃临床专家的诊治精华,集中展现我国骨科学的特点和优势,客观评价优秀的诊疗方法,反映当代我国骨科学的先进水平,我们特组织一批有丰富实践经验的骨科专家集体编写了《现代骨与关节疾病中西医治疗》一书,旨在系统阐述骨科学的理论、方法和技术,全面地反映中西医结合骨科学在防治骨与关节疾病方面的成就和方法,介绍现代骨科学的主要进展和先进技术。

本书先概述了骨科学基础、骨科常用检查方法;然后较为全面地阐述了骨科常见疾病的病因、发病机制、临床表现、相关检查、诊断原则和治疗方法。本书选题新颖、资料翔实、内容丰富、通俗易懂,重点介绍了现代骨科疾病的诊断思路及治疗方法;本书对骨与关节疾病的认识和诊疗是从整体出发,既包括治疗骨与关节疾病的目的,也包括治疗骨与关节疾病的重要手段;同时保持了中医传统骨科的特色和优势。本书可供外科医师、骨科医师和实习医师参考使用,也可作为社区医院医师、乡镇卫生院医师的学习用书。

由于骨科各临床领域涉及范围非常广泛,内容日新月异,加之编者们编写时间有限、编写经验不足,在编写过程中难免存在局限性,若书中有不足之处恳请广大读者批评指正。

《现代骨与关节疾病中西医治疗》编委会

2023 年 1 月

目 录
CONTENTS

第一章

骨科学基础

第一节　骨的构造和生理学

一、骨组织细胞

骨组织是一种特殊的结缔组织,是骨的结构主体,由数种细胞和大量钙化的细胞间质组成,钙化的细胞间质称为骨基质。骨组织的特点是细胞间质有大量骨盐沉积,即细胞间质矿化,使骨组织成为人体最坚硬的组织之一。

在活跃生长的骨中,有 4 种类型细胞:骨祖细胞、成骨细胞、骨细胞和破骨细胞。其中骨细胞最多,位于骨组织内部,其余 3 种均分布在骨质边缘。

(一)骨祖细胞

骨祖细胞或称骨原细胞,是骨组织的干细胞,位于骨膜内。胞体小,呈不规则梭形,突起很细小。核椭圆形或细长形,染色质颗粒细而分散,故核染色浅。胞质少,呈嗜酸性或弱嗜碱性,含细胞器很少,仅有少量核糖体和线粒体。骨祖细胞着色浅淡,不易鉴别。骨祖细胞具有多分化潜能,可分化为成骨细胞、破骨细胞、成软骨细胞或成纤维细胞,分化取向取决于所处部位和所受刺激性质。骨祖细胞存在于骨外膜及骨内膜贴近骨质处,当骨组织生长或重建时,它能分裂分化成为骨细胞。骨祖细胞有两种类型:决定性骨祖细胞(determined osteogenic precursor cells,DOPC)和诱导性骨祖细胞(inducible ostegenic precursor cells,IOPC)。DOPC 位于或靠近骨的游离面上,如骨内膜和骨外膜内层、生长骨骺板的钙化软骨小梁上和骨髓基质内。在骨的生长期和骨内部改建或骨折修复以及其他形式损伤修复时,DOPC 很活跃,细胞分裂并分化为成骨细胞,具有蛋白质分泌细胞特征的细胞逐渐增多。IOPC 存在于骨骼系统以外,几乎普遍存在于结缔组织中。IOPC 不能自发地形成骨组织,但经适宜刺激,可形成骨组织。

— 1 —

(二)成骨细胞

成骨细胞又称骨母细胞,是指能促进骨形成的细胞,主要来源于骨祖细胞。成骨细胞不但能分泌大量的骨胶原和其他骨基质,还能分泌一些重要的细胞因子和酶类,如基质金属蛋白酶、碱性磷酸酶、骨钙素、护骨素等,从而启动骨的形成过程,同时也通过这些因子将破骨细胞耦联起来,控制破骨细胞的生成、成熟及活化。常见于生长期的骨组织中,大都聚集在新形成的骨质表面。

1.成骨细胞的形态与结构

骨形成期间,成骨细胞被覆骨组织表面,当成骨细胞生成基质时,被认为是活跃的。活跃的成骨细胞胞体呈圆形、锥形、立方形或矮柱状,通常呈单层排列。细胞侧面和底部出现突起,与相邻的成骨细胞及邻近的骨细胞以突起相连,连接处有缝隙连接。胞质强嗜碱性,与粗面内质网的核糖体有关。在粗面内质网上,镶嵌着圆形或细长形的线粒体,成骨细胞的线粒体具有清除胞质内钙离子的作用,同时也是能量的加工厂。某些线粒体含有一些小的矿化颗粒,沉积并附着在嵴外面,微探针分析表明这些颗粒有较高的钙、磷和镁的踪迹。骨的细胞常有大量的线粒体颗粒,可能是激素作用于细胞膜的结果。例如甲状旁腺激素能引起进入细胞的钙增加,并随之有线粒体颗粒数目的增加。成骨细胞核大而圆,位于远离骨表面的细胞一端,核仁清晰。在核仁附近有一浅染区,高尔基复合体位于此区内。成骨细胞胞质呈碱性磷酸酶强阳性,可见许多 PAS 阳性颗粒,一般认为它是骨基质的蛋白多糖前身。当新骨形成停止时,这些颗粒消失,胞质碱性磷酸酶反应减弱,成骨细胞转变为扁平状,被覆于骨组织表面,其超微结构类似成纤维细胞。

2.成骨细胞的功能

在骨形成非常活跃处,如骨折、骨痂及肿瘤或感染引起的新骨中,成骨细胞可形成复层堆积在骨组织表面。成骨细胞有活跃的分泌功能,能合成和分泌骨基质中的多种有机成分,包括Ⅰ型胶原蛋白、蛋白多糖、骨钙蛋白、骨粘连蛋白、骨桥蛋白、骨唾液酸蛋白等。因此认为其在细胞内合成过程与成纤维细胞或软骨细胞相似。成骨细胞还分泌胰岛素样生长因子Ⅰ、胰岛素样生长因子Ⅱ、成纤维细胞生长因子、白细胞介素-1 和前列腺素等,它们对骨生长均有重要作用。此外还分泌破骨细胞刺激因子、前胶原酶和胞质素原激活剂,它们有促进骨吸收的作用。因此,成骨细胞的主要功能概括起来有:①产生胶原纤维和无定形基质,即形成类骨质;②分泌骨钙蛋白、骨粘连蛋白和骨唾液酸蛋白等非胶原蛋白,促进骨组织的矿化;③分泌一些细胞因子,调节骨组织形成和吸收。成骨细胞不断产生新的细胞间质,并经过钙化形成骨质,成骨细胞逐渐被包埋在其中。此时,细胞内的合成活动停止,胞质减少,胞体变形,即成为骨细胞。总之,成骨细胞是参与骨生成、生长、吸收及代谢的关键细胞。

(1)成骨细胞分泌的酶类。

碱性磷酸酶:成熟的成骨细胞能产生大量的 ALP。由成骨细胞产生的碱性磷酸酶称为骨特异性碱性磷酸酶,它以焦磷酸盐为底物,催化无机磷酸盐的水解,从而降低焦磷酸盐浓度,有利于骨的矿化。在血清中可以检测到 4 种不同的碱性磷酸酶同分异构体,这些异构体都能作为代谢性骨病的诊断标志,但各种异构体是否与不同类型的骨质疏松症(绝经后骨质疏松症、老年性骨质疏松症以及半乳糖血症、乳糜泻、肾性骨营养不良等引起的继发性骨质疏松症)相关,尚有待于进一步研究。

组织型谷氨酰胺转移酶:谷氨酰胺转移酶是在组织和体液中广泛存在的一组多功能酶类,具有钙离子依赖性。虽然其并非由成骨细胞专一产生,但在骨的矿化中有非常重要的作用。成骨细胞主要分泌组织型谷氨酰胺转移酶,处于不同阶段或不同类型的成骨细胞,其胞质内的谷氨酰胺转移酶含量是不一样的。组织型谷氨酰胺转移酶能促进细胞的黏附、细胞播散、细胞外基质的修饰,同时也在细胞凋亡、损伤修复、骨矿化进程中起着重要作用。成骨细胞分泌的组织型谷氨酰胺转移酶,以许多细胞外基质为底物,促进各种基质的交联,其最主要的底物为纤连蛋白和骨桥素。组织型谷氨酰胺转移酶的活化依赖钙离子,即在细胞外钙离子浓度升高的情况下,才能催化纤连蛋白与骨桥素的自身交联。由于钙离子和细胞外基质成分是参与骨矿化最主要的物质,在继发性骨质疏松症和乳糜泻患者的血液中,也可检测到以组织型谷氨酰胺转移酶为自身抗原的自身抗体,因而组织型谷氨酰胺转移酶在骨的矿化中肯定发挥着极其重要的作用。

基质金属蛋白酶:基质金属蛋白酶是一类锌离子依赖性的蛋白水解酶类,主要功能是降解细胞外基质,同时也参与成骨细胞功能与分化的信号转导。

(2)成骨细胞分泌的细胞外基质:成熟的成骨细胞分泌大量的细胞外基质,也称为类骨质,包括各种骨胶原和非胶原蛋白。

骨胶原:成骨细胞分泌的细胞外基质中大部分为胶原,其中主要为Ⅰ型胶原,占 ECM 的 90% 以上。约 10% 为少量Ⅲ型、Ⅴ型和Ⅹ型胶原蛋白及多种非胶原蛋白。Ⅰ型胶原蛋白主要构成矿物质沉积和结晶的支架,羟磷灰石在支架的网状结构中沉积。Ⅲ型胶原和Ⅴ型胶原能调控胶原纤维丝的直径,使胶原纤维丝不致过分粗大,而Ⅹ型胶原纤维主要是作为Ⅰ型胶原的结构模型。

非胶原蛋白:成骨细胞分泌的各种非胶原成分如骨桥素、骨涎蛋白、纤连蛋白和骨钙素等在骨的矿化、骨细胞的分化中起重要的作用。

(3)成骨细胞的凋亡:凋亡的成骨细胞经历增殖、分化、成熟、矿化等各个阶段后,被矿化骨基质包围或附着于骨基质表面,逐步趋向凋亡或变为骨细胞、骨衬细胞。成骨细胞的这一凋亡过程是维持骨的生理平衡所必需的。和其他细胞凋亡途径一样,成骨细胞的凋亡途径也包括线粒体激活的凋亡途径和死亡受体激活的凋亡途径,最终导致成骨细胞核的碎裂、DNA的有控降解、细胞皱缩、膜的气泡样变等。由于成骨细胞上存在肿瘤坏死因子受体,且在成骨细胞的功能发挥中起着重要作用,因此推测成骨细胞主要可能通过死亡受体激活的凋亡途径而凋亡。细胞因子、细胞外基质和各种激素都能诱导或组织成骨细胞的凋亡。骨形态生成蛋白被确定为四肢骨指间细胞凋亡的关键作用分子。此外,甲状旁腺激素、糖皮质激素、性激素等对成骨细胞的凋亡均有调节作用。

(三)骨细胞

骨细胞是骨组织中的主要细胞,埋于骨基质内,细胞体位于的腔隙称骨陷窝,每个骨陷窝内仅有一个骨细胞胞体。骨细胞的胞体呈扁卵圆形,有许多细长的突起,这些细长的突起伸进骨陷窝周围的小管内,此小管即骨小管。

1.骨细胞的形态

骨细胞的结构和功能与其成熟度有关。刚转变的骨细胞位于类骨质中,它们的形态结构与成骨细胞非常近似。胞体为扁椭圆形,位于比胞体大许多的圆形骨陷窝内。突起多而细,通常各自位于一个骨小管中,有的突起还有少许分支。核呈卵圆形,位于胞体的一端,核内有一个核仁,染色质贴附核膜分布。HE染色时胞质嗜碱性,近核处有一浅染区。胞质呈碱性磷酸酶阳性,还有PAS阳性颗粒,一般认为这些颗粒是有机基质的前身物。较成熟的骨细胞位于矿化的骨质浅部,其胞体也呈双凸扁椭圆形,但体积小于年幼的骨细胞。核较大,呈椭圆形,居胞体中央,在HE染色时着色较深,仍可见有核仁。胞质相对较少,HE染色呈弱嗜碱性,甲苯胺蓝着色甚浅。

电镜下其粗面内质网较少,高尔基复合体较小,少量线粒体分散存在,游离核糖体也较少。

成熟的骨细胞位于骨质深部,胞体比原来的成骨细胞缩小约70%,核质比例增大,胞质易被甲苯胺蓝染色。电镜下可见一定量的粗面内质网和高尔基复合体,线粒体较多,此外尚可见溶酶体。线粒体中常有电子致密颗粒,与破骨细胞的线粒体颗粒相似,现已证实,这些颗粒是细胞内的无机物,主要是磷酸钙。

成熟骨细胞最大的变化是形成较长突起,其直径为 85～100 nm,是骨小管直径的 1/4～1/2。相邻骨细胞的突起端对端地相互连接,或以其末端侧对侧地相互贴附,其间有缝隙连接。成熟的骨细胞位于骨陷窝和骨小管的网状通道内。骨细胞最大的特征是细胞突起在骨小管内伸展,与相邻的骨细胞连接,深部的骨细胞由此与邻近骨表面的骨细胞突起和骨小管相互连接和通连,构成庞大的网样结构。骨陷窝-骨小管-骨陷窝组成细胞外物质运输通道,是骨组织通向外界的唯一途径,深埋于骨基质内的骨细胞正是通过该通道运输营养物质和代谢产物。而骨细胞-缝隙连接-骨细胞形成细胞间信息传递系统,是骨细胞间直接通信的结构基础。据测算,成熟骨细胞的胞体及其突起的总表面积占成熟骨基质总表面积的 90%以上,这对骨组织液与血液之间经细胞介导的无机物交换起着重要作用。骨细胞的平均寿命为 25 年。

2.骨细胞的功能

(1)骨细胞性溶骨和骨细胞性成骨:大量研究表明,骨细胞可能主动参加溶骨过程,并受甲状旁腺激素、降钙素和维生素 D_3 的调节以及机械性应力的影响。Belanger 发现骨细胞具有释放枸橼酸、乳酸、胶原酶和溶解酶的作用。溶解酶会引起骨细胞周围的骨吸收,他把这种现象称为骨细胞性骨溶解。骨细胞性溶骨表现为骨陷窝扩大,陷窝壁粗糙不平。骨细胞性溶骨也可类似破骨细胞性骨吸收,使骨溶解持续地发生在骨陷窝的某一端,从而使多个骨陷窝融合。当骨细胞性溶骨活动结束后,成熟骨细胞又可在较高水平的降钙素作用下进行继发性骨形成,使骨陷窝壁增添新的骨基质。在生理情况下,骨细胞性溶骨和骨细胞性成骨是反复交替的,即平时维持骨基质的成骨作用,在机体需提高血钙量时,又可通过骨细胞性溶骨活动从骨基质中释放钙离子。

(2)参与调节钙、磷平衡:现已证实,骨细胞除了通过溶骨作用参与维持血钙、磷平衡外,骨细胞还具有转运矿物质的能力。成骨细胞膜上有钙泵存在,骨细胞可能通过摄入和释放 Ca^{2+} 和 P^{3+},并可通过骨细胞相互间的网状连接结构进行离子交换,参与调节 Ca^{2+} 和 P^{3+} 的平衡。

(3)感受力学信号:骨细胞遍布骨基质内并构成庞大的网状结构,成为感受和传递应力信号的结构基础。

(4)合成细胞外基质:成骨细胞被基质包围后,逐渐转变为骨细胞,其合成细胞外基质的细胞器逐渐减少,合成能力也逐渐减弱。但是,骨细胞还能合成极少部分行使功能和生存所必需的基质,骨桥蛋白、骨连接蛋白以及 I 型胶原在骨的黏附过程中起着重要作用。

(四)破骨细胞

1.破骨细胞的形态

(1)光镜特征:破骨细胞是多核巨细胞,细胞直径可达 $50~\mu m$ 以上,胞核的大小和数目有很大的差异,通常为 $15\sim20$ 个,直径为 $10\sim100~\mu m$ 。核的形态与成骨细胞、骨细胞的核类似,呈卵圆形,染色质颗粒细小,着色较浅,有 $1\sim2$ 个核仁。在常规组织切片中,胞质通常为嗜酸性;但在一定 pH 下,用碱性染料染色,胞质呈弱嗜碱性,即破骨细胞具嗜双色性。胞质内有许多小空泡。破骨细胞的数量较少,约为成骨细胞的 1% ,细胞无分裂能力。破骨细胞具有特殊的吸收功能,从事骨的吸收活动。破骨细胞常位于骨组织吸收处的表面,在吸收骨基质的有机物和矿物质的过程中,造成基质表面不规则,形成近似细胞形状的凹陷称吸收陷窝。

(2)电镜特征:功能活跃的破骨细胞具有明显的极性,电镜下分为 4 个区域,紧贴骨组织侧的细胞膜和胞质分化成皱褶缘区和亮区。①皱褶缘区:此区位于吸收腔深处,是破骨细胞表面高度起伏不平的部分,光镜下似纹状缘,电镜观察是由内陷很深的质膜内褶组成,呈现大量的叶状突起或指状突起,粗细不均,远侧端可膨大,并常分支互相吻合,故名皱褶缘。ATP 酶和酸性磷酸酶沿皱褶缘细胞膜分布。皱褶缘细胞膜的胞质面有非常细小的鬃毛状附属物,长 $15\sim20~nm$,间隔约 $20~nm$,致使该处细胞膜比其余部位细胞膜厚。突起之间有狭窄的细胞外裂隙,其内含有组织液及溶解中的羟基磷灰石、胶原蛋白和蛋白多糖分解形成的颗粒。②亮区或封闭区:环绕于皱褶缘区周围,微微隆起,平整的细胞膜紧贴骨组织,好像一堵环行围堤,包围皱褶缘区,使皱褶缘区密封与细胞外间隙隔绝,造成一个特殊的微环境。因此将这种环行特化的细胞膜和细胞质称为封闭区。切面上可见两块封闭区位于皱褶缘区两侧。封闭区有丰富的肌动蛋白微丝,但缺乏其他细胞器。电镜下观察封闭区电子密度低,故又称亮区。破骨细胞若离开骨组织表面,皱褶缘区和亮区均消失。③小泡区:此区位于皱褶缘的深面,内含许多大小不一、电子密度不等的膜被小泡和大泡。小泡数量多,为致密球形,小泡是初级溶酶体或内吞泡或次级溶酶体,直径为 $0.2\sim0.5~\mu m$ 。大泡数目少,直径为 $0.5\sim3.0~\mu m$,其中有些大泡对酸性磷酸酶呈阳性反应。小泡区还有许多大小不一的线粒体。④基底区:位于亮区和小泡区的深面,是破骨细胞远离骨组织侧的部分。细胞核聚集在该处,胞核之间有一些粗面内质网、发达的高尔基复合体和线粒体,还有与核数目相对应的中心粒,很多双中心粒聚集在一个大的中心粒区。破骨细胞膜表面有丰富的降钙素受体和亲玻粘连蛋白或称细胞外粘连蛋白受体等,参与调节破骨细胞的活动。破骨细胞表型的标志是皱褶缘区和亮区以及溶酶体内的抗酒石酸酸性磷酸酶,细胞膜上的 ATP 酶和降钙素受体,以及降钙素反应性腺苷酸环化酶活性。近年的研究发现,破骨细胞含有固有型一氧化氮合酶(constitutive nitric oxide synthase,cNOS)和诱导型一氧化氮合酶(inducible nitric oxide synthase,iNOS),用 NADPH-黄递酶组化染色,破骨细胞呈强阳性,这种酶是 NOS 活性的表现。

2.破骨细胞的功能

破骨细胞在吸收骨质时具有将基质中的钙离子持续转移至细胞外液的特殊功能。骨吸收的最初阶段是羟磷灰石的溶解,破骨细胞移动活跃,细胞能分泌有机酸,使骨矿物质溶解和羟基磷灰石分解。在骨的矿物质被溶解吸收后,接下来就是骨的有机物质的吸收和降解。破骨细胞可分泌多种蛋白分解酶,主要包括半胱氨酸蛋白酶和基质金属蛋白酶两类。有机质经蛋白水解酶水解后,在骨的表面形成 Howships 陷窝。在整个有机质和无机矿物质的降解过程中,破骨细胞与骨的表面是始终紧密结合的。此外,破骨细胞能产生一氧化氮,一氧化氮对骨吸收具有抑制作用,与此同时破骨细胞数量也减少。

二、骨的种类

(一)解剖分类

成人有 206 块骨,可分为颅骨、躯干骨和四肢骨三部分。前两者也称为中轴骨。按形态骨可分为 4 类。

1.长骨

呈长管状,分布于四肢。长骨分一体两端,体又称骨干,内有空腔称髓腔,容纳骨髓。体表面有 1~2 个主要血管出入的孔,称滋养孔。两端膨大称为骺,具有光滑的关节面,活体时被关节软骨覆盖。骨干与骺相邻的部分称为干骺端,幼年时保留一片软骨,称为骺软骨。通过骺软骨的软骨细胞分裂繁殖和骨化,长骨不断加长。成年后,骺软骨骨化,骨干与骺融合为一体,原来骺软骨部位形成骺线。

2.短骨

形似立方体,往往成群地联结在一起,分布于承受压力较大而运动较复杂的部位,如腕骨。

3.扁骨

呈板状,主要构成颅腔、胸腔和盆腔的壁,以保护腔内器官,如颅盖骨和肋骨。

4.不规则骨

形状不规则,如椎骨。有些不规则骨内具有含气的腔,称含气骨。

(二)组织学类型

骨组织根据其发生的早晚、骨细胞和细胞间质的特征及其组合形式,可分为未成熟的骨组织和成熟的骨组织。前者为非板层骨,后者为板层骨。胚胎时期最初形成的骨组织和骨折修复形成的骨痂,都属于非板层骨,除少数几处外,它们或早或迟会被以后形成的板层骨所取代。

1.非板层骨

非板层骨又称为初级骨组织。可分两种,一种是编织骨,另一种是束状骨。编织骨比较常见,其胶原纤维束呈编织状排列,因而得名。胶原纤维束的直径差异很大,但粗大者居多,最粗直径达 13 μm,因此又有编织骨之称。编织骨中的骨细胞分布和排列方向均无规律,体积较大,形状不规则,按骨的单位容积计算,其细胞数量约为板层骨的 4 倍。编织骨中的骨细胞代谢比板层骨的细胞活跃,但前者的溶骨活动往往是区域性的。在出现骨细胞溶骨的一些区域内,相邻的骨陷窝同时扩大,然后合并,形成较大的无血管性吸收腔,使骨组织出现较大的不规则囊状间隙,这种吸收过程是清除编织骨以被板层骨取代的正常生理过程。编织骨中的蛋白多糖等非胶原蛋白含量较多,故基质染色呈嗜碱性。若骨盐含量较少,则 X 线检查更易透过。编织骨是未成熟骨或原始骨,一般出现在胚胎、新生儿、骨痂和生长期的干骺区,以后逐渐被板层骨取代,但到青春期才取代完全。在牙床、近颅缝处、骨迷路、腱或韧带附着处,仍终身保存少量编织骨,这些编织骨往往与板层骨掺杂存在。某些骨骼疾病,如畸形性骨炎、氟中毒、原发性甲状旁腺功能亢进引起的囊状纤维性骨炎、肾病性骨营养不良和骨肿瘤等,都会出现编织骨,并且最终可能在患者骨中占绝对优势。束状骨比较少见,也属编织骨。它与编织骨的最大差异是胶原纤维束平行排列,骨细胞分布于相互平行的纤维束之间。

2.板层骨

板层骨又称次级骨组织,它以胶原纤维束高度有规律地成层排列为特征。胶原纤维束一般较细,因此又有细纤维骨之称。细纤维束直径通常为 2~4 μm,它们排列成层,与骨盐和有机质结合紧密,共同构成骨板。同一层骨板内的纤维大多是相互平行的,相邻两层骨板的纤维层则呈交叉方向。骨板的厚薄不一,一般为 3~7 μm。骨板之间的矿化基质中很少存在胶原纤维束,仅有少量散在的胶原纤维。骨细胞一般比编织骨中的细胞小,胞体大多位于相邻骨板之间的矿化基质中,但也有少数散在于骨板的胶原纤维层内。骨细胞的长轴基本与胶原纤维的长轴平行,显示了有规律的排列方向。

在板层骨中,相邻骨陷窝的骨小管彼此通连,构成骨陷窝-骨小管-骨陷窝通道网。由于骨浅部骨陷窝的部分骨小管开口于骨的表面,而骨细胞的胞体和突起又未充满骨陷窝和骨小管,因此该通道内有来自骨表面的组织液。通过骨陷窝-骨小管-骨陷窝通道内的组织液循环,既保证了骨细胞的营养,又保证了骨组织与体液之间的物质交换。若骨板层数过多,骨细胞所在位置与血管的距离超过 $300\ \mu m$,则不利于组织液循环,其结果往往导致深层骨细胞死亡。一般认为,板层骨中任何一个骨细胞所在的位置与血管的距离均在 $300\ \mu m$ 以内。

板层骨中的蛋白多糖复合物含量比编织骨少,骨基质染色呈嗜酸性,与编织骨的染色形成明显的对照。板层骨中的骨盐与有机质的关系十分密切,这也是与编织骨的差别之一。板层骨的组成成分和结构的特点,赋予板层骨抗张力强度高、硬度强的特点;而编织骨的韧性较大,弹性较好。编织骨和板层骨都参与松质骨和密质骨的构成。

三、骨的组织结构

人体的 206 块骨,分为多种类型,其中以长骨的结构最为复杂。长骨由骨干和骨骺两部分构成,表面覆有骨膜和关节软骨。典型的长骨,如股骨和肱骨,其骨干为一厚壁而中空的圆柱体,中央是充满骨髓的大骨髓腔。长骨由密质骨、松质骨和骨膜等构成。密质骨为松质骨质量的 4 倍,但松质骨代谢却为密质骨的 8 倍,这是因为松质骨具有大量表面积,为细胞活动提供了条件。松质骨一般存在于骨干端、骨骺和如椎骨的立方形骨中,松质骨内部的板层或杆状结构形成了沿着机械压力方向排列的三维网状构架。松质骨承受着压力和应变张力的合作用,但压力负荷仍是松质骨承受的主要负载形式。密质骨组成长骨的骨干,承受弯曲、扭转和压力载荷。长骨骨干除骨髓腔面有少量松质骨外,其余均为密质骨。骨干中部的密质骨最厚,越向两端越薄。

(一)密质骨

骨干主要由密质骨构成,内侧有少量松质骨形成的骨小梁。密质骨在骨干的内外表层形成环骨板,在中层形成哈弗斯系统和间骨板。骨干中有与骨干长轴几乎垂直走行的穿通管,内含血管、神经和少量疏松结缔组织,结缔组织中有较多骨祖细胞;穿通管在骨外表面的开口即为滋养孔。

1.环骨板

环骨板是指环绕骨干外、内表面排列的骨板,分别称为外环骨板和内环骨板。

(1)外环骨板:外环骨板厚,居骨干的浅部,由数层到十多层骨板组成,比较整齐地环绕骨干平行排列,其表面覆盖骨外膜。骨外膜中的小血管横穿外环骨板深入骨质中。贯穿外环骨板的血管通道称为穿通管或福尔克曼管,其长轴几乎与骨干的长轴垂直。通过穿通管,营养血管进入骨内,和纵向走行的中央管内的血管相通。

(2)内环骨板:内环骨板居骨干的骨髓腔面,仅由少数几层骨板组成,不如外环骨板平整。内环骨板表面衬以骨内膜,后者与被覆于松质骨表面的骨内膜相连续。内环骨板中也有穿通管穿行,管中的小血管与骨髓血管相连。从内、外环骨板最表层骨陷窝发出的骨小管,一部分伸向深层,与深层骨陷窝的骨小管通连;一部分伸向表面,终止于骨和骨膜交界处,其末端是开放的。

2.哈弗斯骨板

哈弗斯骨板介于内、外环骨板之间,是骨干密质骨的主要部分,它们以哈弗斯管为中心呈同心圆排列,并与哈弗斯管共同组成哈弗斯系统。哈弗斯管也称中央管,内有血管、神经及少量结缔组织。长骨骨干主要由大量哈弗斯系统组成,所有哈弗斯系统的结构基本相同,故哈弗斯系统又有骨单位之称。

骨单位为厚壁的圆筒状结构,其长轴基本上与骨干的长轴平行,中央有一条细管称中央管,围绕中央管有 5~20 层骨板呈同心圆排列,宛如层层套入的管鞘。改建的骨单位不总是呈单纯的圆柱形,可有许多分支互相吻合,具有复杂的立体构型。因此,可以见到由同心圆排列的骨板围绕斜形的中央管。中央管之间还有斜形或横形的穿通管互相连接,但穿通管周围没有同心圆排列的骨板环绕,据此特征可区别穿通管与中央管。哈弗斯骨板一般为 5~20 层,故不同骨单位的横截面积大小不一。每层骨板的平均厚度为 3 μm。

骨板中的胶原纤维绕中央管呈螺旋形行走,相邻骨板中胶原纤维互成直角关系。有人认为,骨板中的胶原纤维的排列是多样性的,并根据胶原纤维的螺旋方向,将骨单位分为 3 种类型:Ⅰ型,所有骨板中的胶原纤维均以螺旋方向为主;Ⅱ型,相邻骨板的胶原纤维分别呈纵形和环行;Ⅲ型,所有骨板的胶原纤维以纵形为主,其中掺以极少量散在的环行纤维。不同类型骨单位的机械性能有所不同,其压强和弹性系数以横形纤维束为主的骨单位最大,以纵形纤维束为主的骨单位最小。每个骨单位最内层骨板表面均覆以骨内膜。

中央管长度为 3～5 mm,中央管的直径因各骨单位而异,差异很大,平均为 300 μm,内壁衬附一层结缔组织,其中的细胞成分随着每一骨单位的活动状态而各有不同。在新生的骨质内多为骨祖细胞,被破坏的骨单位则有破骨细胞。骨沉积在骨外膜或骨内膜沟表面形成的骨单位,或在松质骨骨骼内形成的骨单位,称为初级骨单位。中央管被同心圆骨板柱围绕,仅有几层骨板。初级骨单位常见于未成熟骨,如幼骨,特别是胚胎骨和婴儿骨,随着年龄增长,初级骨单位也相应减少。次级骨单位与初级骨单位相似,是初级骨单位经改建后形成的。次级骨单位或称继发性哈弗斯系统,有一黏合线,容易辨认,并使其与邻近的矿化组织分开来。

中央管中通行的血管不一致。有的中央管中只有一条毛细血管,其内皮有孔,胞质中可见吞饮小泡,包绕内皮的基膜内有周细胞。有的中央管中有两条血管,一条是小动脉,或称毛细血管前微动脉,另一条是小静脉。骨单位的血管彼此通连,并与穿通管中的血管交通。在中央管内还可见到细的神经纤维,与血管伴行,大多为无髓神经纤维,偶可见有髓神经纤维,这些神经主要由分布在骨外膜的神经纤维构成。

3.间骨板

位于骨单位之间或骨单位与环骨板之间,大小不等,呈三角形或不规则形,也由平行排列骨板构成,大都缺乏中央管。间骨板与骨单位之间有明显的黏合线分界。间骨板是骨生长和改建过程中哈弗斯骨板被溶解吸收后的残留部分。

在以上 3 种结构之间,以及所有骨单位表面都有一层黏合质,呈强嗜碱性,为骨盐较多而胶原纤维较少的骨质,在长骨横截面上呈折光较强的轮廓线,称黏合线。伸向骨单位表面的骨小管,都在黏合线处折返,不与相邻骨单位的骨小管连通。因此,同一骨单位内的骨细胞都接受来自其中央管的营养供应。

(二)松质骨

长骨两端的骨骺主要由松质骨构成,仅表面覆以薄层密质骨。松质骨的骨小梁粗细不一,相互连接而成拱桥样结构,骨小梁的排列分布方向完全符合机械力学规律。骨小梁也由骨板构成,但层次较薄,一般不显骨单位,在较厚的骨小梁中,也能看到小而不完整的骨单位。例如股骨上端、股骨头和股骨颈处的骨小梁排列方向,与其承受的压力和张力曲线大体一致;而股骨下端和胫骨上、下端,由于压力方向与它们的长轴一致,故骨小梁以垂直排列为主。骨所承受的压力均等传递,变成分力,从而减轻骨的负荷,但骨骺的抗压抗张强度小于骨干的抗压抗张强度。松质骨骨小梁之间的间隙相互连通,并与骨干的骨髓腔直接相通。

(三)骨膜

骨膜是由致密结缔组织组成的纤维膜。包在骨表面的较厚层结缔组织称骨外膜,被衬于骨髓腔面的薄层结缔组织称骨内膜。除骨的关节面、股骨颈、距骨的囊下区和某些籽骨表面外,骨的表面都有骨外膜。肌腱和韧带的骨附着处均与骨外膜连续。

1.骨外膜

成人长骨的骨外膜一般可分为内、外两层,但两者并无截然分界。

纤维层是最外的一层薄的、致密的、排列不规则的结缔组织,其中含有一些成纤维细胞。结缔组织中含有粗大的胶原纤维束,彼此交织成网状,有血管和神经在纤维束中穿行,沿途有些分支经深层穿入穿通管。有些粗大的胶原纤维束向内穿进骨质的外环层骨板,亦称穿通纤维,起固定骨膜和韧带的作用。骨外膜内层直接与骨相贴,为薄层疏松结缔组织,其纤维成分少,排列疏松,血管及细胞丰富,细胞贴骨分布,排列成层,一般认为它们是骨祖细胞。

骨外膜内层组织成分随年龄和功能活动而变化,在胚胎期和出生后的生长期,骨骼迅速生成,内层的细胞数量较多,骨祖细胞层较厚,其中许多已转变为成骨细胞。成年后骨处于改建缓慢的相对静止阶段,骨祖细胞相对较少,不再排列成层,而是分散附着于骨的表面,变为梭形,与结缔组织中的成纤维细胞很难区别。当骨受损后,这些细胞又恢复造骨的能力,变为典型的成骨细胞,参与新的骨质形成。由于骨外膜内层有成骨能力,故又称生发层或成骨层。

2.骨内膜

骨内膜是一薄层含细胞的结缔组织,衬附于骨干和骨骺的骨髓腔面以及所有骨单位中央管的内表面,并且相互连续。骨内膜非常薄,不分层,由一层扁平的骨祖细胞和少量的结缔组织构成,并和穿通管内的结缔组织相连续。非改建期骨的骨内膜表面覆有一层细胞称为骨衬细胞,细胞表型不同于成骨细胞。一般认为它是静止的成骨细胞,在适当刺激下,骨衬细胞可再激活成为有活力的成骨细胞。

骨膜的主要功能是营养骨组织,为骨的修复或生长不断提供新的成骨细胞。骨膜具有成骨和成软骨的双重潜能,临床上利用骨膜移植,已成功地治疗骨折延迟愈合或不愈合、骨和软骨缺损、先天性腭裂和股骨头缺血性坏死等疾病。骨膜内有丰富的游离神经末梢,能感受痛觉。

(四)骨髓

骨松质的腔隙彼此通连,其中充满小血管和造血组织,称为骨髓。在胎儿和幼儿期,全部骨髓呈红色,称红骨髓。红骨髓有造血功能,内含发育阶段不同的红骨髓和某些白细胞。约在 5 岁以后,长骨骨髓腔内的红骨髓逐渐被脂肪组织代替,呈黄色,称黄骨髓,失去造血活力,但在慢性失血过多或重度贫血时,黄骨髓可逐渐转化为红骨髓,恢复造血功能。在椎骨、髂骨、肋骨、胸骨及肱骨和股骨等长骨的骨骺内终身都存在红骨髓,因此临床常选髂前上棘或髂后上棘等处进行骨髓穿刺,检查骨髓象。

第二节 骨的发生、成长和维持

一、骨的胚胎发育

(一)细胞来源

骨组织中的细胞来源于 3 种不同的胚原细胞谱系:①神经嵴细胞(形成颅面骨骼);②生骨节细胞(形成中轴骨);③中胚层细胞(形成骨的附件)。

骨组织中的两种主要细胞系(破骨性谱系细胞和成骨性谱系细胞)的来源不同,破骨性谱系细胞来源于生血性干细胞,成骨性谱系细胞来源于间充质干细胞。间充质干细胞经过非对称性分裂、增殖,生成各种类型的间充质前身细胞,最后形成成骨细胞、成脂肪细胞、成软骨细胞、成肌细胞和成纤维细胞。成骨性谱系细胞分化增殖的不同时期受不同转录调节因子的调节,并表达不同的基因产物。其中的转录调节因子大致有以下几类:转录因子,激素、生长因子、细胞因子及其受体,抗增殖蛋白及骨的基质蛋白质等。

(二)骨骼生成分期

骨骼生成可分为以下 4 期:①胚胎细胞向骨骼生成部位移行期;②上皮细胞-间充质细胞相互作用期;③致密体形成期;④成软骨细胞和成骨细胞分化与增殖期。

由软骨板起源发育成骨骼的过程称为软骨内成骨,不仅生成骨骼,而且还是出生后个体骨构塑和骨折修复的重要方式之一。膜内成骨过程无软骨胚基的参与,直接由骨化中心的间充质细胞致密化并转型为成骨细胞而形成骨组织。成骨细胞发育的调节机制尚未阐明。研究表明,核结合因子 a_1 是调节成骨细胞生成的关键因子,它可调节骨钙素基因表达。

二、骨的发生

骨来源于胚胎时期的间充质,骨的发生有两种方式:一种是膜内成骨,即在原始的结缔组织内直接成骨;另一种是软骨内成骨,即在软骨内成骨。虽然发生方式不同,但骨组织发生的过程相似,都包括了骨组织形成和骨组织吸收两个方面。

(一)骨组织发生的基本过程

骨组织发生的基本过程包括骨组织形成和吸收两方面的变化,成骨细胞与破骨细胞通过相互调控机制,共同完成骨组织的形成和吸收。

1.骨组织的形成

骨组织的形成经过两个步骤,首先是形成类骨质,即骨祖细胞增殖分化为成骨细胞,成骨细胞产生类骨质。成骨细胞被类骨质包埋后转变为骨细胞。然后类骨质钙化为骨质,从而形成了骨组织。在形成的骨组织表面又有新的成骨细胞继续形成类骨质,然后矿化,如此不断地进行。新骨组织形成的同时,原有骨组织的某些部分又被吸收。

2.骨组织的吸收

骨组织形成的同时,原有骨组织的某些部位又可被吸收,即骨组织被侵蚀溶解,在此过程中破骨细胞起主要作用,称为破骨细胞性溶骨。破骨细胞溶骨过程包括3个阶段:首先是破骨细胞识别并黏附于骨基质表面;然后细胞产生极性,形成吸收装置并分泌有机酸和溶酶体酶;最后使骨矿物质溶解和有机物降解。

(二)骨发生的方式

自胚胎第7周以后开始出现膜内成骨和软骨内成骨。

1.膜内成骨

膜内成骨是指在原始的结缔组织内直接成骨。颅的一些扁骨如额骨和顶骨以及枕骨、颞骨、上颌骨和下颌骨的一部分,还有长骨的骨领和短骨等,这些骨的生长都是膜内成骨方式。

在将来要成骨的部位,间充质首先分化为原始结缔组织膜,然后间充质细胞集聚并分化为骨祖细胞,后者进一步分化为成骨细胞。成骨细胞产生胶原纤维和基质,细胞间隙充满排列杂乱的纤细胶原纤维束,并包埋于薄层凝胶样的基质中,即类骨质形成。嗜酸性的类骨质呈细条索状,分支吻合成网。由于类骨质形成在血管网之间,靠近血管大致呈等距离的沉积,不久类骨质矿化,形成原始骨组织,称为骨小梁。最先形成骨组织的部位,称为骨化中心。骨小梁形成后,来自骨祖细胞的成骨细胞排列在骨小梁表面,产生新的类骨质,使骨小梁增长、加粗。一旦成骨细胞耗竭,立即由血管周围结缔组织中的骨祖细胞增殖、分化为成骨细胞。膜内成骨是从骨化中心各向四周呈放射状地生长,最后融合起来,取代了原来的原始结缔组织,成为由骨小梁构成的海绵状原始松质骨。在发生密质骨的区域,成骨细胞在骨小梁表面持续不断产生新的骨组织,直到血管周围的空隙大部分消失为止。与此同时,骨小梁内的胶原纤维由不规则排列逐渐转变为有规律地排列。在松质骨将保留的区域,骨小梁停止增厚,位于其间的具有血管的结缔组织,则逐渐转变为造血组织,骨周围的结缔组织则保留成为骨外膜。骨生长停止时,留在内、外表面的成骨细胞转变为成纤维细胞样细胞,并作为骨内膜和骨外膜的骨衬细胞而保存。在修复时,骨衬细胞的成骨潜能再次被激活,又再成为成骨细胞。胎儿出生前,顶骨的外形初步建立,两块顶骨之间留有窄缝,由原始结缔组织连接。顶骨由一层初级密质骨和骨膜构成。

2.软骨内成骨

软骨内成骨是指在预先形成的软骨雏形的基础上,将软骨逐渐替换为骨。人体的大多数骨,如四肢长骨、躯干骨和部分颅底骨等,都以此种方式发生。

软骨内成骨的基本步骤是:①软骨细胞增生、肥大,软骨基质钙化,致使软骨细胞退化死亡;②血管和骨祖细胞侵入,骨祖细胞分化为成骨细胞,并在残留的钙化软骨基质上形成骨组织。主要过程如下。

(1)软骨雏形:形成在将要发生长骨的部位,间充质细胞聚集、分化形成骨祖细胞,后者继而分化成为软骨细胞,成软骨细胞进一步分化为软骨细胞。软骨细胞分泌软骨基质,细胞自身被包埋其中,于是形成一块透明软骨,其外形与将要形成的长骨相似,故称为软骨雏形。周围的间充质分化为软骨膜。已成形的软骨雏形通过间质性生长不断加长,通过附加性生长逐渐加粗。骨化开始后,雏形仍继续其间质性生长,使骨化得以持续进行,因此软骨的加长是骨加长的先决条件。软骨的生长速度与骨化的速度相适应,否则可能导致骨的发育异常。

(2)骨领形成:在软骨雏形中段,软骨膜内的骨祖细胞增殖分化为成骨细胞,后者贴附在软骨组织表面形成薄层原始骨组织。这层骨组织呈领圈状围绕着雏形中段,故名骨领。骨领形成后,其表面的软骨膜即改称为骨膜。

(3)初级骨化中心:与骨髓腔形成软骨雏形中央的软骨细胞停止分裂,逐渐蓄积糖原,细胞体积变大而成熟。成熟的软骨细胞能分泌碱性磷酸酶,由于软骨细胞变大,占据较大空间,其周围的软骨基质相应变薄。当成熟的软骨细胞分泌碱性磷酸酶时,软骨基质钙化,成熟的软骨细胞因缺乏营养而退化死亡,软骨基质随之崩溃溶解,出现大小不一的空腔。随后,骨膜中的血管连同结缔组织穿越骨领,进入退化的软骨区。破骨细胞、成骨细胞、骨祖细胞和间充质细胞随之进入。破骨细胞消化分解退化的软骨,形成许多与软骨雏形长轴一致的隧道。成骨细胞贴附于残存的软骨基质表面成骨,形成以钙化的软骨基质为中轴、表面附以骨组织的条索状结构,称为过渡型骨小梁。出现过渡型骨小梁的部位为初级骨化中心。过渡型骨小梁之间的腔隙为初级骨髓腔,间充质细胞在此分化为网状细胞。造血干细胞进入并增殖分化,从而形成骨髓。

初级骨化中心形成后,骨化将继续向软骨雏形两端扩展,过渡型骨小梁也将被破骨细胞吸收,使许多初级骨髓腔融合成一个较大的腔,即骨髓腔,其内含有血管和造血组织。在此过程中,雏形两端的软骨不断增生,邻接骨髓腔处不断骨化,从而使骨不断加长。

(4)次级骨化中心:出现与骨骺形成次级骨化中心出现在骨干两端的软骨中央,此处将形成骨骺。出现时间因骨而异,大多在出生后数月或数年。次级骨化中心成骨的过程与初级骨化中心相似,但是它们的骨化是呈放射状向四周扩展,供应血管来自软骨外的骺动脉。最终由骨组织取代软骨,形成骨骺。骨化完成后,骺端表面残存的薄层软骨即为关节软骨。在骨骺与骨干之间仍保存一片盘形软骨,称为骺板。

三、骨的生长与改建

(一)骨的生长

在骨的发生过程中和发生后,骨仍不断生长,具体表现在加长和增粗两个方面。

1.加长

长骨的变长主要是由于骺板的成骨作用,此处的软骨细胞分裂增殖,并从骨骺侧向骨干侧不断进行软骨内成骨过程,使骨的长度增加,故骺板又称生长板。从骨骺端的软骨开始,到骨干的骨髓腔,骺板依次分为 4 个区。

(1)软骨储备区:此区紧靠骨骺,软骨细胞分布在整个软骨的细胞间组织。软骨细胞较小,呈圆形或椭圆形,分散存在,软骨基质呈弱嗜碱性。此区细胞不活跃,处于相对静止状态,是骺板幼稚软骨组织细胞的前体(细胞生发层)。

(2)软骨增生区:由柱状或楔形的软骨细胞堆积而成。同源细胞群成单行排列,形成一串串并列纵形的软骨细胞柱。细胞柱的排列与骨的纵轴平行。每一细胞柱有数个至数十个细胞。软骨细胞生长活跃,数目多,有丰富的软骨基质与胶原纤维,质地较坚韧。

(3)软骨钙化区:软骨细胞以柱状排列为主。软骨细胞逐渐成熟与增大,变圆,并逐渐退化死亡。软骨基质钙化,呈强嗜碱性。

(4)成骨区:钙化的软骨基质表面有骨组织形成,构成条索状的过渡性骨小梁。这是因为增生区和钙化区的软骨细胞呈纵形排列,细胞退化死亡后留下相互平行的纵形管状隧道。因此,形成的过渡型骨小梁均呈条索状,在长骨的纵形切面上,似钟乳石样悬挂在钙化区的底部。在钙化的软骨基质和过渡型骨小梁表面,都可见到破骨细胞,这两种结构最终都会被破骨细胞吸收,从而骨髓腔向长骨两端扩展。新形成的骨小梁和软骨板融合在一起,此区是骨骺与骨干连接的过渡区,软骨逐渐被骨所代替(干骺端)。

以上各区的变化是连续进行的,而且软骨的增生、退化及成骨在速率上保持平衡。这就保证了在骨干长度增加的同时,骺板能保持一定的厚度。到 17～20 岁,骺板增生减缓并最终停止,导致骺软骨完全被骨组织取代,在长骨的干、骺之间留下线性痕迹,称骺线。此后,骨再不能纵向生长。

2.增粗

骨外膜内层骨祖细胞分化为成骨细胞,以膜内成骨的方式,在骨干表面添加骨组织,使骨干变粗。而在骨干的内表面,破骨细胞吸收骨小梁,使骨髓腔横向扩大。骨干外表面的新骨形成速度略快于骨干的吸收速度,这样骨干的密质骨适当增厚。到 30 岁左右,长骨不再增粗。

(二)骨的改建

骨的生长既有新的骨组织形成,又伴随着原有骨组织的部分被吸收,使骨在生长期间保持一定的形状。同时在生长过程中还进行一系列的改建活动,外形和内部结构不断地变化,使骨与整个机体的发育和生理功能相适应。在骨生长停止和构型完善后,骨仍需不断进行改建。

1.骨改建过程

骨改建是局部旧骨的吸收并代之以新骨形成的过程。Parfitt 将正常成年的骨改建过程按程序分为 5 期:静止期、激活期、吸收期、逆转期和成骨期。

(1)静止期:骨改建发生于骨表面,即骨外膜和骨内膜处(包括骨小梁的表面、中央管和穿通管的内表面以及骨髓腔面)

(2)激活期:骨改建的第一步是破骨细胞激活,包括破骨细胞集聚、趋化和附着骨表面等一系列细胞活动过程。

（3）吸收期：破骨细胞沿骨表面垂直方向进行吸收，骨细胞也参与骨吸收，吸收后的骨表面形态不一，在吸收腔表面和整个吸收区均存在细丝状的胶原纤维。

（4）逆转期：从骨吸收转变为骨形成的过程为逆转期，结构特征是吸收腔内无破骨细胞，而出现一种单核性细胞。

（5）成骨期：吸收腔内出现成骨细胞标志成骨期开始。在骨形成最旺盛阶段，表面有相互平行的层状胶原纤维以及突出于表面的类骨质。

2.长骨的外形改建

长骨的骨骺和干骺端（骺板成骨区）呈圆锥形，比圆柱形的骨干粗大。在改建过程中，干骺端骨外膜深层的破骨细胞十分活跃，进行骨吸收，而骨内膜面的骨组织生成比较活跃，结果是近骨干一侧的直径渐变小，成为新一段圆柱形骨干，新增的骨干两端又形成新的干骺端，如此不断地进行，直到长骨增长停止。

3.长骨的内部改建

最初形成的原始骨小梁，纤维排列较乱，含骨细胞较多，支持性能较差，经过多次改建后才具有整齐的骨板，骨单位也增多，骨小梁依照张力和应力线排列，以适应机体的运动和负重。骨单位是长骨的重要支持性结构，它在1岁后才开始出现，此后不断增多和改建，增强长骨的支持力。原始骨单位逐渐被次级骨单位取代，初级密质骨改建为次级密质骨，过程如下：在最早形成原始骨单位的部位，骨外膜下的破骨细胞进行骨吸收，吸收腔扩大，在骨干表面形成许多向内凹陷的纵形沟，沟的两侧为嵴，骨外膜的血管及骨祖细胞随之进入沟内。嵴表面的骨外膜内含有骨祖细胞，逐步形成骨组织，使两侧嵴逐渐靠拢融合形成纵形管。管内骨祖细胞分化为成骨细胞，并贴附于管壁，由外向内形成同心圆排列的哈弗斯骨板。其中轴始终保留含血管的通道，即哈弗斯管（中央管），含有骨祖细胞的薄层结缔组织贴附于中央管内表面，成为骨内膜。至此，次级骨单位形成。在改建过程中，大部分原始骨单位被消除，残留的骨板成为间骨板。骨的内部改建是终身不断进行的。在长骨原始骨单位改建中，骨干表面与中央管之间留下的一些来自骨外膜血管的通道，即为穿通管，其周围无环形骨板包绕。在次级骨单位最先形成的一层骨板与吸收腔之间总是存在一明显的界限，即黏合线。成年时，长骨不再增粗，其内外表面分别形成永久性内外环骨板，骨单位的改建就在内外环骨板之间进行。

人一生中骨的改建是始终进行的，幼年时骨的建造速率大于吸收，成年人渐趋于平衡，老年人则骨质的吸收速率往往大于建造，使骨质变得疏松，坚固性与支持力也相应减弱。

第三节 肌肉、神经的构造和生理

一、骨骼肌的构造与功能

骨骼肌是运动系统的动力部分,绝大多数附着于骨骼,在人体内分布广泛,有 600 多块。

(一)骨骼肌的形态和构造

每块骨骼肌包括肌腹和肌腱两部分。肌腹主要由肌纤维组成;腱性部分主要由平行排列的致密胶原纤维束构成,色白,强韧而无收缩功能,位于肌腹的两端,其抗张强度为肌的 112~233 倍。肌借腱附着于骨骼。

肌的形态多样,按其外形大致可分为长肌、短肌、扁肌和轮匝肌 4 种。根据肌束方向与肌长轴的关系可分为与肌束平行排列的梭形肌或菱形肌,如缝匠肌、肱二头肌;半羽状排列的如半膜肌、指伸肌;羽状排列的如股直肌;多羽状排列的如三角肌、肩胛下肌;还有放射状排列的如斜方肌等。

(二)肌的辅助装置

在肌的周围有辅助装置协助肌的活动,具有保持肌的位置、减少运动时的摩擦和保护等功能,包括滑膜、滑膜囊、腱鞘和籽骨等。

1.筋膜

筋膜分浅筋膜和深筋膜。

(1)浅筋膜:位于真皮之下,由疏松结缔组织构成,浅动脉、皮下静脉、皮神经、淋巴管行走于浅筋膜内。

(2)深筋膜:由致密结缔组织构成,位于浅筋膜的深面,包括体壁、四肢的肌和血管神经等。

2.滑膜囊

滑膜囊为封闭的结缔组织囊,壁薄,内有滑液,多位于腱与骨面相接触处,以减少两者之间的摩擦。有的滑膜囊在关节附近和关节腔相通。

3.腱鞘

腱鞘是包围在肌腱外面的鞘管,存在于活动性较大的部位,如腕、踝、手指和足趾等处。腱鞘可分为纤维层和滑膜层两部分。腱鞘的纤维层又称腱纤维鞘,位于外层,为深筋膜增厚所形成的骨性纤维性管道,起滑车和约束肌腱的作用。腱鞘的滑膜层,又称腱滑膜鞘,位于腱纤维鞘内,是由滑膜构成的双层圆筒形的鞘。鞘的内层包在肌腱的表面,称为脏层;外层贴在腱鞘纤维层的内面和骨面,称为壁层。

4.籽骨

籽骨在肌腱内发生,直径一般只有几毫米,髌骨例外,为全身最大的籽骨。籽骨多在手掌面或足趾面的肌腱中,位于肌腱面对关节的部位,或固定于肌腱以锐角绕过骨面处。

(三)组织结构

组织结构由肌细胞组成,肌细胞间有少量的结缔组织、血管、淋巴管及神经。肌细胞因呈细长纤维形,又称为肌纤维,其细胞膜称肌膜,细胞质称肌浆。致密结缔组织包裹在整块肌肉外面形成肌外膜。肌外膜的结缔组织伸入肌肉内,分隔包裹形成肌束,包裹肌束的结缔组织称肌束膜,分布在每条肌纤维外面的结缔组织称肌内膜。

1.光镜结构

骨骼肌纤维呈长圆柱形,是多核细胞,一条肌纤维内含有几十个甚至几百个核,核呈扁椭圆形,位于肌膜下方。在肌浆中有沿肌纤维长轴平行排列的肌原纤维,细丝状,每条肌原纤维上都有明暗相间的带,各条肌原纤维的明带和暗带都准确地排列在同一平面上,构成骨骼肌纤维明暗相间的周期性横纹。明带又称I带,暗带又称A带,暗带中央有一条浅色窄带,称H带,H带中央有一条深色的M带。明带中央有一条深色的Z带。相邻两条Z线之间的一段肌原纤维称为肌节。肌节递次排列构成肌原纤维,是骨骼肌纤维结构和功能的基本结构。

2.超微结构

(1)肌原纤维:肌原纤维由粗细两种肌丝构成,沿肌原纤维的长轴排列。粗肌丝位于肌节中部,两端游离,中央借M线固定。细肌丝位于肌节两侧,一端附着于Z线,另一端伸至粗肌丝之间,与之平行走行,其末端游离,止于H带的外侧。明带仅由细肌丝构成,H带仅由粗肌丝构成,H带两侧的暗带两种肌丝皆有。细肌丝由肌动蛋白、原肌球蛋白和肌钙蛋白组成。粗肌丝由肌球蛋白分子组成。

(2)横小管:横小管是肌膜向肌浆内凹陷形成的管状结构,其走向与肌纤维长轴垂直,位于暗带与明带交界处。同一平面上的横小管分支吻合,环绕每条肌原纤维,可将肌膜的兴奋迅速传导至肌纤维内部。

(3)肌浆网:肌浆网是肌纤维中特化的滑面内质网,位于横小管之间。其中部纵形包绕每条肌原纤维,称纵小管;两端扩大呈扁囊状,称终池。每条横小管与两侧的终池组成三联体,在此部位将兴奋从肌膜传递到肌浆网膜。肌浆网膜上有钙泵和钙通道。

3.收缩原理

骨骼肌纤维的收缩机制为肌丝滑动原理,主要过程包括:①运动神经末梢将神经冲动传递给肌膜;②肌膜的兴奋经横小管传递给肌浆网,大量 Ca^{2+} 涌入肌浆;③Ca^{2+} 与肌钙蛋白结合,肌钙蛋白、原肌球蛋白发生构型或位置变化,暴露出肌动蛋白上与肌球蛋白头部的结合位点,两者迅速结合;④ATP 被分解并释放能量,肌球蛋白的头及杆发生屈动,将肌动蛋白向 M 线牵引;⑤细肌丝在粗肌丝之间向 M 线滑动,明带缩短,肌节缩短,肌纤维收缩;⑥收缩结束后,肌浆内的 Ca^{2+} 被泵回肌浆网,肌钙蛋白等恢复原状,肌纤维松弛。

二、神经组织的构造与功能

神经系统包括中枢部和周围部,前者包括脑和脊髓,也称中枢神经系统,含有绝大多数神经元的胞体。周围部是指与脑和脊髓相连的神经,即脑神经、脊神经和内脏神经,又称周围神经系统,主要由感觉神经元和运动神经元的轴突组成。

神经组织由神经细胞和神经胶质细胞组成,神经细胞也称神经元,具有接受刺激、整合信息和传导冲动的能力。神经胶质细胞对神经元起支持、保护、营养和绝缘等作用。

(一)神经元的结构

1.胞体

(1)细胞核:位于胞体中央,大而圆,核膜明显,染色质多,核仁大而圆。

(2)细胞质:特征性结构为尼氏体和神经元纤维。

(3)细胞膜:是可兴奋膜,具有接受刺激、处理信息、产生和传导神经冲动的功能。

2.树突

每个神经元有一至多个树突,起接受刺激的功能。

3.轴突

每个神经元只有一个轴突,轴突末端的分支较多,形成轴突终末。轴突与胞体之间进行着物质交换,轴突内的物质运输称轴突运输。

(二)突触

神经元与神经元之间,或神经元与效应细胞之间传递信息的部位称突触。突触也是一种细胞连接方式,最常见的是一个神经元的轴突终末与另一个神经元的树突、树突棘或胞体连接,分别形成轴-树突触、轴-棘突触或轴-体突触。一个神经元可以通过突触把信息传递给许多其他神经元或效应细胞,如一个运动神经元可同时支配上千条骨骼肌纤维。

(三)神经胶质细胞

1.中枢神经系统的神经胶质细胞

(1)星形胶质细胞是最大的一种神经胶质细胞。在脑和脊髓损伤时,星形胶质细胞可以增生,形成胶质瘢痕填补缺损。

(2)少突胶质细胞分布于神经元胞体附近及轴突周围,是中枢神经系统的髓鞘形成细胞。

(3)小胶质细胞是最小的神经胶质细胞。当神经系统损伤时,小胶质细胞可转变为巨噬细胞,吞噬死亡细胞的碎屑。

(4)室管膜细胞衬在脑室和脊髓中央管的腔面,形成单层上皮,称室管膜。

2.周围神经系统的神经胶质细胞

(1)施万细胞参与周围神经系统中神经纤维的构成。

(2)卫星细胞是神经节内包裹神经元胞体的一层扁平或立方形细胞。

(四)周围神经系统

周围神经系统的神经纤维集合在一起,构成神经,分布到全身各器官。包裹在一条神经表面的结缔组织称神经外膜。一条神经通常含若干条神经纤维束,其表面有神经束上皮,是由几层扁平的上皮细胞围绕形成。神经束上皮和束间的结缔组织共同构成神经束膜。在神经纤维束内,每条神经纤维表面的薄层结缔组织称神经内膜。在这些结缔组织中都存在小血管和淋巴管。

1.神经纤维

由神经元的长轴突及包绕它的神经胶质细胞构成。根据神经胶质细胞是否形成髓鞘,可将其分为有髓神经纤维和无髓神经纤维两类。

(1)有髓神经纤维:施万细胞为长卷筒状,一个接一个套在轴突外面,相邻的施万细胞不完全连接,于神经纤维上这一部分较狭窄,称郎飞结,在这一部位的轴膜部分裸露。相邻两个郎飞结之间的一段神经纤维称结间体。在有髓神经纤维的横切面上,施万细胞可分为 3 层,中层为多层细胞膜同心卷绕形成的髓鞘,以髓鞘为界胞质分为内侧胞质和外侧胞质。髓鞘的化学成分主要是脂蛋白,称髓磷脂。

(2)无髓神经纤维:施万细胞为不规则的长柱状,表面有数量不等、深浅不同的纵形凹沟,纵沟内有较细的轴突,施万细胞的膜不形成髓鞘包裹它们。因此,一条无髓神经纤维可含多条轴突。由于相邻的施万细胞衔接紧密,故无郎飞结。

2.神经末梢

神经末梢是周围神经纤维的终末部分,形成各种末梢装置,按功能分为感觉神经末梢和运动神经末梢两大类。

(1)感觉神经末梢:是感觉神经元(假单极神经元)周围突的末端,通常和周围的其他组织共同构成感受器。①游离神经末梢:由较细的有髓或无髓神经纤维的终末反复分支而成。②触觉小体:分布在皮肤的真皮乳头处,以手指掌侧皮肤内最多。③环层小体:广泛分布在皮下组织、腹膜、肠系膜、韧带和关节囊等处。④肌梭:是分布在骨骼肌内的梭形结构。

(2)运动神经末梢:是运动神经元的轴突在肌组织和腺体的终末结构,支配肌纤维的收缩,调节腺细胞的分泌,可分为躯体和内脏运动神经末梢两类。①躯体运动神经末梢:分布于骨骼肌,位于脊髓前角或脑干的运动神经元胞体发出的长轴突,抵达骨骼肌时失去髓鞘,轴突反复分支;每一分支形成葡萄状终末,并与骨骼肌纤维建立突触连接,此连接区域呈椭圆形板状隆起,称运动终板或神经肌连接。一个运动神经元及其支配的全部骨骼肌纤维合称一个运动单位。②内脏运动神经末梢:分布于心肌、各种内脏及血管的平滑肌和腺体等处。

3.神经节

在周围神经系统中,神经元胞体聚集构成了神经节。神经节包括脑神经节、脊神经节和内脏运动神经节。

(1)脑神经节连于脑神经,周围有结缔组织被膜。

(2)脊神经在椎管内连于脊神经后根,也称背根神经节,表面有结缔组织被膜与脊神经膜相续。

(3)内脏运动神经节大小形态各异,表面也有结缔组织被膜,并向内伸展成支架。

4.周围神经再生

神经纤维因外伤或其他原因与胞体离断,则发生破坏和死亡,称为神经纤维溃变。神经纤维的溃变发生在与胞体离断数小时以后,此时的轴突和髓鞘以致末梢部分先出现膨胀,继而出现崩裂,溃解成碎片、小滴状,也称 Weller 变性。

神经纤维再生一般发生在损伤后的第 2～3 周,损伤的神经纤维其胞体中的尼氏体逐渐恢复正常形态,胞核回到中央,与胞体相连的损伤神经轴突由损伤的近侧段向远侧生出数条幼芽,这些幼芽部分穿过损伤处的组织缝隙,并沿施万细胞索向远侧生长,最后到达原来所分布的组织器官,其余的幼芽分支则退化或消失。沿施万细胞索生长的轴突幼芽继续增粗,髓鞘也逐渐形成,神经纤维的功能逐渐恢复,此时神经纤维的再生过程初步完成,但有的幼芽进入神经的结缔组织内,形成神经瘤。

第四节　骨和软骨的损伤修复

一、骨的损伤修复——骨折愈合

骨折通常可分为外伤性骨折和病理性骨折两大类。骨的再生能力很强,经过良好复位后的单纯性、外伤性骨折,几个月内便可完全愈合,恢复正常的结构和功能。骨外膜、内膜中骨母细胞的增生和新骨质的产生是骨折愈合的基础。骨折愈合过程与软组织的愈合不同,软组织主要通过纤维组织完成愈合过程,而骨折愈合还需使纤维组织继续转变为骨来完成骨愈合过程。

(一)骨折愈合过程

实验结果表明,骨折愈合过程可分为以下几个阶段。

1.血肿形成

骨组织和骨髓都有丰富的血管,在骨折的两端及其周围伴有大量出血,形成血肿,6～8 小时内形成含有纤维蛋白网架的血凝块,纤维蛋白网架被认为是纤维细胞长入血肿的支架。血肿周围的吞噬细胞、毛细血管和幼稚的结缔组织很快长入血肿,后者主要分化为产生胶原纤维的成纤维细胞。与此同时常出现轻度的炎症反应。由于骨折伴有血管断裂,在骨折早期,常可见到骨髓组织的坏死,骨皮质亦可发生坏死,如果坏死灶较小,可被破骨细胞吸收,如果坏死灶较大,可形成游离的死骨片。

2.纤维性骨痂

骨痂形成于骨折后的 2～3 天,血肿被清除机化,新生血管长入,血管周围大量间质细胞增生,形成肉芽组织,血肿开始由肉芽组织取代,继而发生纤维化,形成纤维性骨痂,或称暂时性骨痂,肉眼及 X 线检查见骨折局部呈梭形肿胀。约 1 周,上述增生的肉芽组织及纤维组织可进一步分化,形成透明软骨。透明软骨的形成一般多见于骨外膜的骨痂区,骨髓内骨痂区则少见。

3.骨性骨痂形成

骨折后的新骨形成,始于骨折后 7～10 天。上述纤维性骨痂逐渐分化出骨母细胞,并形成类骨组织,以后出现钙盐沉积,类骨组织转变为编织骨。纤维性骨痂中的软骨组织也经软骨化骨过程演变为骨组织,至此形成骨性骨痂。

按照骨痂的细胞来源及部位不同,可将骨痂分为外骨痂和内骨痂。外骨痂是由骨外膜的内层即成骨层细胞增生,形成梭形套状,包绕骨折断端。在长骨骨折时以外骨痂形成为主。内骨痂由骨内膜细胞及骨髓未分化间叶细胞演变成为骨母细胞,形成编织骨。

从部位来说,骨痂可分为骨外膜骨痂、桥梁骨痂、连接骨痂和封闭骨痂。在血肿机化之前,来自骨外膜的成骨细胞只能绕过血肿,沿其外围与骨折线两端的外骨痂相连的骨痂称为桥梁骨痂。随着血肿的机化,纤维组织经软骨骨化,使内外骨痂相连称为连接骨痂。大约在 2 周内,髓腔损伤区大部分被成纤维细胞样的肉芽组织填充,逐渐转化为海绵质骨,由海绵质骨形成的新骨,从骨折两端开始,横过髓腔,称为封闭骨痂。

4.骨痂改建或再塑

编织骨由于结构不够致密,骨小梁排列紊乱,故仍未达到正常功能需要。为了适应骨活动时所受应力,编织骨经过进一步改建成为成熟的板层骨,皮质骨和髓腔的正常关系以及骨小梁正常的排列结构也重新恢复。改建是在破骨细胞的骨质吸收及骨母细胞的新骨质形成的协调作用下完成的。

骨折愈合过程中塑形,在骨愈合过程中已开始,在骨折愈合后,仍持续较长的一段时间,最初塑形较快,当骨折牢固愈合后逐渐变慢。使骨折愈合处塑造结实,髓腔再通,骨髓组织恢复,骨折线消失,恢复以前的正常结构,通常要几个月甚至几年。

(二)影响骨折愈合的因素

凡影响创伤愈合的全身及局部因素对骨折愈合都起作用。

1.全身因素

主要有年龄、营养因素,以及某些疾病如骨软骨病、糖尿病、维生素 C 缺乏症、梅毒、老年性骨质疏松等。

2.局部因素

(1)局部血液供应:影响骨折愈合最根本的因素是局部的血液供应。一切影响血液供应的因素,都会直接影响骨折愈合过程。

(2)局部损伤程度:损伤严重的骨折,周围软组织损伤也较重,对周围组织和骨折断端血供影响较大,加重了骨断端的坏死程度,局部创伤性炎症改变较重,骨折愈合较慢。

(3)骨折断端的及时、正确的复位:完全性骨折由于肌肉的收缩,常常发生错位或有其他组织、异物的嵌塞,可使愈合延迟或不能愈合。及时、正确的复位是为以后骨折完全愈合创造必要的条件。

(4)骨折断端及时、牢靠的固定:骨折断端即便已经复位,由于肌肉活动仍可错位,因而复位后及时、牢靠的固定(如打石膏、小夹板或髓腔钢针固定)更显重要,一般要固定到骨性骨痂形成后。骨折可靠的固定,可使骨折愈合在良好的功能位置。

(5)感染:感染是影响骨折愈合的重要因素之一。感染加重了骨的坏死程度,使骨折愈合过程受到干扰,可导致骨折延迟愈合和不愈合。

此外,应早日进行全身和局部功能锻炼,保持局部良好的血液供应。由于骨折后常需复位、固定及卧床,虽然有利于局部愈合,但长期卧床,血供不良,又会延迟愈合。局部长期固定不动也会引起骨及肌肉的失用性萎缩、关节强直等不利后果。为此,在不影响局部固定情况下,应尽早离床活动。

骨折愈合障碍者,有时新骨形成过多,形成赘生骨痂,愈合后有明显的骨变形,影响功能的恢复。有时纤维性骨痂不能变成骨性骨痂并出现裂隙,骨折两端仍能活动,形成假关节。

(三)病理性骨折

病理性骨折是指已有病变的骨,在通常不足以引起骨折的外力作用下发生的骨折,或没有任何外力而发生的自发性骨折。

1.骨的原发性或转移性肿瘤

骨的原发性或转移性肿瘤是病理性骨折最常见的原因,原发性骨肿瘤如多发性骨髓瘤、骨巨细胞瘤及骨肉瘤等,转移性骨肿瘤有转移性肾癌、乳腺癌、肺癌、甲状腺癌及神经母细胞瘤等。

2.骨质疏松

老年、各种营养不良和内分泌等因素可引起全身性骨质疏松,表现为骨皮质萎缩变薄,骨小梁变细、数量减少。肢体瘫痪、长期固定或久病卧床等可引起局部失用性骨质疏松。

3.内分泌紊乱

由甲状旁腺腺瘤或增生引起的甲状旁腺功能亢进,可导致骨的脱钙及大量破骨细胞堆积,骨小梁为纤维组织所取代。

4.骨的发育障碍

如先天性成骨不全。

二、软骨的损伤修复

一般认为成熟的软骨细胞在损伤后不能再生,因此修复能力有限。软骨再生起始于软骨膜的增生,这些增生的幼稚细胞形似成纤维细胞,以后逐渐变为软骨母细胞,并形成软骨基质,细胞被埋在软骨陷窝内变为静止的软骨细胞。软骨的修复表现为瘢痕形成与软骨肥厚,损伤部位附近的软骨细胞可增生成群。幼稚的软骨细胞可产生大量糖蛋白,但新生的胶原不足以修复成熟软骨裂伤所形成的缺损。

关节软骨损伤或缺损时,其修复过程有两种形式:①软骨层部分缺损,对于这类缺损,修复过程极为缓慢,不能达到软骨面平整的结果;②软骨全层缺损,其修复主要靠深层松质骨,即经由纤维结缔组织变为纤维软骨,有的最终也可变为透明软骨。软骨组织缺损较大时由纤维组织参与修补。

在骨关节炎、类风湿关节炎或其他关节病时,修复往往慢于破坏。关节炎晚期、关节内骨折和软骨下骨被刮除或钻孔后,关节软骨可被来自松质骨或滑膜血管翳的纤维软骨所代替。

随年龄增长,关节软骨出现较明显凹陷、混浊并有小的糜烂,软骨厚度有所减少。形态学上,脂质空泡与微丝纤维有所增加,而糖蛋白与胶原的合成率则保持不变。随年龄增长,细胞外脂质浓度有所增加,胶原的交叉链也可能有轻微变化。

第二章

骨科常用检查方法

第一节 X 线 检 查

一、普通 X 线检查在骨关节外科的应用

骨骼是人体结构中显示密度最高的组织,它和周围组织有良好的对比,而骨本身的皮质骨、松质骨和骨髓腔之间有足够的对比度。因此,常规 X 线片就能对一般骨关节疾病进行诊断,仅在必要时才辅以特殊检查或造影检查。

(一)平片

X 线片在骨关节外科学中应用得很广泛,主要由于其对比度和清晰度均较好,而且它具有较高的空间分辨力。另外,它可作为客观记录,便于随时研究或在复查时进行对照、比较。X 线片不仅可以用来发现病变,明确病变的范围和程度,而且对很多病变能做出定性诊断。加之常规 X 线的设备和检查费用都较低,检查过程简便易行,它至今仍是骨关节病变的首选检查方法。

一般来说,对于骨的外伤、感染、肿瘤和肿瘤样病变、全身性骨疾病等,当 X 线片表现特征明确,且与临床表现和实验室检查结果相符时,相关病变即可获得确诊。但当病变未造成骨质的显著改变时,常规 X 线检查往往难以发现,不少骨关节病变的 X 线片表现比病理改变和临床表现出现晚,所以初次检查结果阴性并不能排除早期病变的存在,应做定期复查或其他影像学检查。再者,X 线片是二维图像,在这种图像上人体的各种结构相互重叠,部分区域(如椎体等)难于观察。此时 CT 检查是很好的补充手段。另外,骨骼肌肉系统的各种软组织之间缺乏良好的天然对比,各种病变组织的密度又多与其相似,在 X 线下也很难识别,因此常规 X 线检查在软组织病变的诊断中受到较大的限制,此时 MRI 检查可弥补其不足。一些特殊的摄影方法可在一定程度上弥补常规 X 线片的不足。如 X 线放大摄影可用

来显示骨骼的细微结构和微血管系统,检查出不能见于普通平片的微小病变,而低千伏软组织摄影有助于检查软组织病变。但后两种检查方法目前在临床上已经为CT和MRI检查所取代。在分析骨骼肌肉系统X线片时,必须注意以下几点。

(1)要注意X线片的质量,X线摄片应注意以下几点:①通常摄取正侧位片,必要时辅以斜位、切线位或其他位置,X线球管的中心应对准病变中心,符合诊断要求的照片应当是投照部位正确,包括病变区及邻近的全部骨和软组织,并且至少包括一个邻近的关节。②对一侧病变有疑问时,应加摄对侧片进行比较,以确定病变是否是先天变异或病变是否呈对称性。X线片应标注投照位置,有良好的空间分辨力和密度分辨力,即能显示细微的结构(如骨小梁和细薄的骨膜反应),能较好地显示软组织的层次。

(2)应熟悉骨和关节的解剖和正常变异。

(3)观察X线片要全面,即片上所包括的全部组织和器官都应观察到。为了帮助诊断,在发现骨或关节病变后加摄其他部位的X线片是很有必要的,如发现骨关节结核时常要加摄胸片,以了解肺部有无活动性结核。

(4)要掌握基本病变的X线表现并明确其病理意义。

(二)透视

透视常用于观察四肢骨、肋骨的外伤和异物的寻找和定位等情况,但不适合观察头颅、脊柱、骨盆等厚的部位。在取异物或骨折复位时,透视时间不宜过长,以免发生放射线灼伤事故。透视可以同时观察有关结构的解剖和功能情况,方法简单且价格低廉。但是透视的荧光影像不如照片清晰,而且不能留下长久记录,故透视和摄片结合起来才能最大限度地发挥其作用。

在肌肉骨骼系统,对于一些发生在复杂部位的骨折、关节脱位及肿块性病变等,透视通过转动患者观察,可以帮助确定进行投照的最佳体位然后再行摄片,从而使病变得以清晰显示;另外对于一些怀疑是全身多发的疾病,可以先行透视检查了解哪些部位有异常,再对可疑或病变部位进行有针对性的摄片,具有非常高的实用价值。除了诊断方面的作用外,透视还可指导临床医师进行异物摘除和创伤后的解剖结构复位等治疗工作。

二、骨关节正常X线片表现及变异

(一)骨骼

1.骨发育与结构

(1)骨的发育:骨的发育从胚胎期开始,包括骨化与生长。膜内化骨和软骨内化骨是骨化的两种方式,前者是间充质细胞演变为成纤维细胞,形成膜状结缔组织,在膜的一定部位开始化骨,产生针状骨样组织,并钙化成为骨化中心后逐步扩大的过程,主要见于颅顶等扁骨。后者是由间充质细胞演变为原始软骨,后由成骨细胞的成骨活动而形成原始骨化中心,以后出现继发骨化中心。骨化中心不断扩大,最后原始软骨全部骨化,原始与继发骨化中心互相融合而完成骨骼的发育,躯干、四肢骨和颅底与筛骨均属软骨内化骨。锁骨及下颌骨则兼有两种骨化形式。

骨骼的生长发育主要是以成骨和破骨的形式进行并不断增大,根据生理功能的需要,通过破骨细胞的骨质吸收活动而改建塑型。

(2)影响骨骼发育的因素:成骨细胞活动、矿物盐沉积和破骨细胞活动发生变化等因素都将影响骨骼的发育,其中钙磷代谢、内分泌激素(如生长激素、甲状旁腺激素)和维生素 D 等与之关系最为密切。

(3)骨的结构:骨质按其结构分为密质骨和松质骨两种。密质骨主要为骨皮质和颅骨的内外板,由多数哈弗斯系统组成。松质骨主要由骨小梁组成,骨小梁互相连接形成细网状结构,其间充以骨髓。

骨皮质:X 线片上呈致密影。外缘光滑而整齐,内缘与骨松质相接分界不甚清晰。在肌肉、肌腱附着处或脉管孔等处,骨皮质凹凸不平或出现隆突、凹陷和切迹,骨的营养动脉孔或裂隙在皮质上可表现为圆形或椭圆形的透亮影,当管道倾斜时则呈长条状的透亮影。

骨松质:由骨小梁和其间的骨髓所构成。其排列形式、粗细、大小和数目的多少与骨骼的所在部位、功能和持重密切相关。在 X 线片上呈现为细致而整齐的骨纹理结构。

骨髓腔:位于长骨中央,含造血和脂肪组织,X 线片表现为无结构半透明区。

骨膜:骨皮质内外(关节囊内部分的骨表面除外)均覆有骨膜,正常骨膜在 X 线片上不显影。

2.分类

人体骨骼根据形状不同可分长管状骨(长骨)、短管状骨(短骨)、扁骨和不规则骨。长骨呈长管状,位于人体四肢,包括肱骨、尺骨、桡骨、股骨、胫骨和腓骨;短骨包括掌骨、指骨、跖骨和趾骨等短小的管状骨;扁骨是指颅盖骨、部分面骨、肩胛骨、胸骨、肋骨和髂骨等扁而宽的骨骼;不规则骨的形状不规则,包括脊椎骨、颞骨、蝶骨、颧骨、腕骨、跗骨等。各类骨在影像学上形态各异,但其密度相近,故以长管状骨为例叙述。

（1）儿童长骨：处于生长发育的长骨两端仍为软骨，即骺软骨。长骨可分为骨干、干骺端、骨骺和骺板等部分（图2-1）。

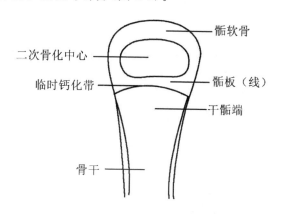

骺软骨
二次骨化中心
临时钙化带
骺板（线）
干骺端
骨干

图 2-1　儿童长骨线图

骨干：影像表现为管状，由中部较厚、两端逐渐变薄的骨皮质构成；中央为骨髓腔。

干骺端：骨干两端向骨骺移行的增粗部分，周边为薄层骨皮质；内为骨松质；顶端为临时钙化带，X线片上呈横行薄层致密影。

骺板：骨骺的二次骨化中心与干骺端之间呈板状的软骨组织，X线片上呈横行半透明带。骺板不断变薄，呈线状时称为骺线，最后消失，即骨骺与干骺端结合，完成骨的发育。部分骺线所在部位可见不规则线样致密影，即永存骨骺线。

骨骺：位于儿童长骨末端。在胎儿及幼儿时期为软骨，即骺软骨，X线片上不能显示。当骺软骨出现二次骨化中心时，X线片上表现为点状或类圆形骨性密度影，随着发育，边缘由不规则变为光滑整齐。

（2）成人长骨：成人长骨已完成发育，骨骺与干骺端结合，骺线消失，仅由骨干和骨端构成。X线片上骨端有骨性关节面，表现为一薄层致密影，表面光滑；其外方为关节软骨，X线片不能显示；内为骨松质。骨干骨皮质较厚，X线片表现与儿童骨相似（图2-2）。

3.骨龄

在人体生长发育过程中，骨骼原始骨化中心和二次骨化中心的出现及骨骺与干骺端的结合时间，具有一定的规律，通常以年月来表示，称骨龄。被检查者实际骨龄与正常儿童骨龄标准相比，差别超出一定范围，常提示骨发育过早或过缓，对诊断某些先天性畸形和内分泌疾病有一定的价值。

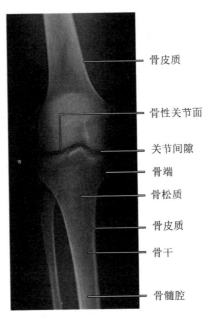

图 2-2　X 线平片正位

4.变异

(1)籽骨:位于骨骼附近的肌腱中,以手、足部多见,呈圆形或椭圆形,常两侧对称(图 2-3),髌骨是人体最大的籽骨。

(2)副骨:骨的多个骨化中心在发育过程中未完全融合,形成额外的一块或多块骨,也可由一个独立的骨化中心发育而来。腕部及跗骨多见,其特点是双侧对称、轮廓光滑整齐(图 2-4)。副骨有时易与骨折碎片或骨骺分离混淆。

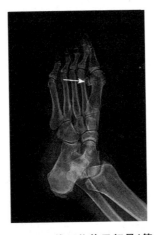

图 2-3　足 X 线正位片示籽骨(箭头)

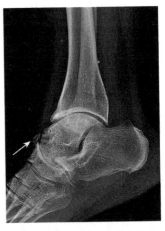

图 2-4　足侧位片示副骨(箭头)

(3)骨化中的骨骺:骨骺在生长发育过程中可有多个骨化中心,其形态、大小和轮廓可不一致,易引起诊断上的困难。颗粒状骨骺多见于股骨大小转子、尺骨鹰嘴及跟骨结节等部位,分节状骨骺见于胫骨结节和跟骨结节,X线片表现与骨骺无菌性坏死有时较难区别。骨骺可长期不融合或部分融合,可见于尺骨鹰嘴、肩峰、肩胛骨下角、第五跖骨端、脊椎横突和关节突等部位,应注意与骨折鉴别。

(4)营养血管沟:X线片上进出骨骼的营养血管表现为光滑低密度透亮影,在长骨呈线状,肩胛骨及髋骨呈放射状,股骨髁间窝处呈圆形、条带影或斑点状,椎体上呈切迹状凹陷,应与骨破坏或骨折线鉴别(图2-5)。

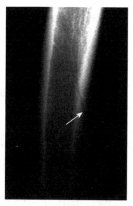

图2-5　股骨侧位片示斜行的营养血管沟(箭头)

(5)骨岛和软骨岛:骨岛是骨松质内局限性骨质生长变异,表现为圆形或卵圆形边缘清晰的高密度影,直径多为2～4 mm,可见于腕部、骨盆、足部等处(图2-6)。软骨岛为骨骼发育过程中部分软骨保持原态而不钙化,X线片表现为在正常骨质中边界清楚圆形透亮区,周围可见硬化环,常见于股骨头或颈部(图2-7),软骨岛如发生钙化时可呈圆形致密阴影。

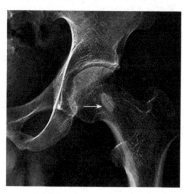

图2-6　骨盆X线片示左股骨颈类圆形高密度骨岛(箭头)

(6)生长障碍线:X线上有时在长骨骨端可见一条或数条平行的横行致密线,在髌骨表现为弯曲线状高密度影,原因不明,被认为是由于骨骼生长暂时受障碍所致。

(二)关节

1.结构

关节是连接两块或两块以上骨骼结构,由关节软骨、关节腔、关节囊及关节辅助结构组成。以上结构为软组织密度,缺乏自然对比,X线片无法清楚显示。但CT检查可以显示其部分结构,MRI检查能清楚显示关节结构,是目前影像检查的最佳方法。

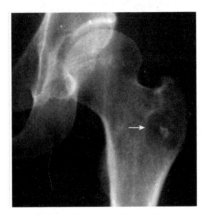

图 2-7　左髋关节 X 线片示左股骨上段类圆形低密度软骨岛(箭头)

(1)关节软骨:主要为透明软骨,中央及凸面最厚,边缘最薄,其厚度为 2～4 mm。关节软骨通过承受力学负荷、润滑作用及力的吸收对软骨下骨质起保护作用。

(2)关节腔:由关节囊滑膜层和关节软骨共同构成,含少量滑液,呈密闭的负压状态。X线片上关节腔呈透亮影。

(3)关节囊:包在关节的周围,附着于与关节面周缘相邻的骨面。分外表的纤维层和内面的滑膜层,X线片上与周围软组织难分辨。

(4)关节辅助结构。①韧带与肌腱:韧带是连于相邻两骨之间的致密纤维结缔组织束,与肌腱一起加强关节的稳固性。位于关节囊外的称囊外韧带,可与囊相贴,如髂股韧带,也可与囊分离存在,如膝关节的腓侧副韧带等;位于关节囊内的称囊内韧带,被滑膜包裹,如膝关节交叉韧带等。②关节内软骨:关节腔内关节盘、关节唇,均为纤维软骨。③滑膜襞和滑膜囊:滑膜襞由滑膜重叠卷褶突向关节腔而形成,其内含脂肪和血管,即成为滑膜脂垫。

关节软骨、关节间纤维软骨和真正的关节腔均不能在X线片上显示,在骨性关节面间形成低密度间隙,称关节间隙。双侧关节间隙通常等宽对称,不同关节间隙宽度不一致,关节间隙往往随年龄的增长逐渐变窄。

2.分类

人体关节按活动范围分为不动关节、少动关节、活动关节。

(1)不动关节:只具有关节的形式。但无关节的功能,仅为相邻两骨的紧密相接,中间有软骨组织或结缔组织相连。

(2)少动关节:关节活动范围较小的关节,如椎间关节和骶髂关节。

(3)活动关节:全身关节大部属于此种关节,由两骨或数骨组成。关节面均覆盖关节软骨,关节可以自由活动。在关节内有纤维软骨性关节盘或半月板,防止振动,使关节更适合于运动。

(三)脊柱

1.结构

脊柱由脊柱椎体和椎间盘组成,通常有7个颈椎、12个胸椎、5个腰椎、5个骶椎、3个尾椎。成年时,颈椎前突,胸椎后突,腰椎前突,骶骨及尾骨后突。除$C_{1\sim2}$外,每个脊椎由椎体和椎弓组成,椎弓包括椎弓根、椎板、横突、棘突和上下关节突。相邻上下关节突组成椎小关节,有关节软骨和关节囊。椎体上、下面各附有一层纤维软骨板,椎间盘居椎体之间。

2.X线片表现

$C_{1\sim2}$张口位显示寰椎侧块与枢椎齿状突构成寰枢关节,两者在齿状突两侧形成距离相等的低密度间隙,连接寰椎两侧下关节突最外缘的连线为寰底线,在其中点做轴线为寰椎轴线,沿齿状突正中作轴线为齿状突轴线,正常情况下两轴线最大距离不超过2 mm。侧位寰椎前部为一骨性隆起,称前结节,与齿状突间隙为2~3 mm。C_3至腰椎椎体结构相似,正位片上椎体呈长方形,从上向下依次增大。$C_{3\sim7}$上缘两侧倾斜向外上方的致密小突起与上一椎体后外下缘构成钩椎关节。椎体上下缘致密线状影为终板,其间半透亮间隙为椎间隙。椎间盘的纤维软骨板、髓核及周围的纤维环系软组织密度,呈宽度匀称的半透明影。椎体两侧可见横突影,横突内侧可见椭圆形环状致密影,为椎弓根轴位投影。椎弓根的上下方为上下关节突。椎板由椎弓根向后内延续,在中线联合成棘突,投影于椎体中央的偏下方,呈尖向上似长三角形的致密影,大小与形状可有不同。

　　侧位片上,椎体呈长方形,其上下缘与前后缘成直角,椎弓居其后方。椎体后方纵行的半透明区为椎管。椎板位于椎弓根与棘突之间。棘突在上胸段斜向后下方,不易观察,腰段则向后突,易于显示。上下关节突分别起于椎弓根与椎板连接处之上、下方,上关节突在前、下关节突在后形成半透明影,为椎小关节间隙,颈、胸椎小关节侧位显示清楚,腰椎则正位清楚。胸腰椎侧位可显示椎间孔,位于相邻椎弓、椎体、关节突及椎间盘之间呈半透明影。

　　斜位片上,颈椎椎间孔显示清楚,呈类圆形半透明影。腰椎斜位椎弓及附近结构构成类似"猎狗"影(图 2-8),鼻为同侧横突,狗眼为椎弓根切面,狗耳代表上关节突,狗颈为椎弓峡部即同一脊柱的上下关节突之间椎弓板有椎弓根向后内方延续的关节间隙,前后腿为同侧和对侧的下关节突,狗体为椎弓。

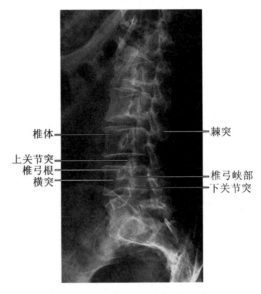

图 2-8　X 线正常腰椎斜位片

3.脊柱变异

　　(1)永存骨骺:椎缘骨,X 线片表现为位于椎体前缘的三角形骨密度影,腰椎多见,常发生于 L4 椎体,其次为 L3 和 L5 椎体,少数见于胸椎和颈椎,绝大多数发生于椎体前上角,且为单发(图 2-9)。

　　(2)腰椎后缘软骨结节:发生于腰椎后缘凸入椎管内的类圆形软骨结节,多见于 L4 椎体,其次为 L5 和 L2 椎体,大多为单发,偶见多发。男女发病率相近,平均年龄为 30 岁。

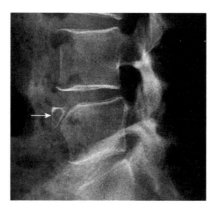

图 2-9　X 线片腰椎侧位示 L₄ 椎体前缘的三角形骨密度影为腰椎永存骨骺(箭头)

X 线片表现:腰椎侧位片见椎体后下角(偶见于后上角)圆形或锥形骨块凸入椎管内。相对的椎体后下角有骨缺损,局部凹陷呈切迹状,骨块与缺损间有透明间隔,即软骨结节。发病机制为先天性解剖缺陷,慢性创伤起催化作用,最后出现骨内软骨结节,与椎缘骨为同类病变。

(3)移行椎:常见的脊柱发育变异,由脊柱错分节所致。通常脊椎总数不变,而颈、胸、腰、骶或尾椎数目出现变化。常见的有腰椎骶化和骶椎腰化。L_5 全部或部分转化为骶椎,成为骶椎的一部分者,称为腰椎骶化,如 S_1 演变成为腰椎形态者,称为骶椎腰化。

腰骶部移行椎按 Castellvi 等标准分四型:Ⅰ 型为横突肥大,横突呈三角形,其宽度超过19 mm,根据其发生于单侧或双侧分 Ⅰ_A 和 Ⅰ_B 两个亚型。Ⅱ 型为不完全腰(骶)化横突肥大,形状类似骶骨翼,与骶骨相接触形成假关节,根据其发生于单侧或双侧分 Ⅱ_A 和 Ⅱ_B 两个亚型。Ⅲ 型为完全腰(骶)化,表现为横突与骶骨发生骨性融合,Ⅲ_A 型为单侧融合,Ⅲ_B 型为双侧融合。Ⅳ 型为混合型,双侧横突肥大,一侧与骶骨相接触为 Ⅱ 型表现,另一侧与骶骨形成骨性融合为 Ⅲ 型表现。

(四)软组织

软组织包括肌肉、血管、神经等,X 线片上因缺乏自然对比,无法显示其各自的组织结构,仅可大致观察到皮下脂肪层和肌肉之间的轮廓,其余均为中等密度。

观察血管需行 X 线造影或 CT、MR 血管成像,他们可显示血管的解剖结构,并根据需要显示动脉或静脉。

(五)易误诊的正常影像

1.手和腕

(1)第一掌骨和大多角骨之间的关节腔较宽,易被误认为是半脱位。

(2)尺骨远端和腕骨间有三角软骨,因此,在正位片上尺骨远端距离腕骨较远,尤其在偏向桡侧的掌正位片上,尺骨远端和腕骨分离更远,容易被误认为是半脱位。

2.前臂与肘

(1)尺桡骨骨干中 1/3 处的骨嵴有时突出,形成边缘致密的阴影,容易被误认为是皮质增厚。

(2)肘部骨化中心最为复杂,在诊断骨折和骨骺分离时应十分谨慎,必要时可与对侧比较,尺骨鹰嘴骨化中心亦可为多个,并且边缘不整齐(图 2-10)。

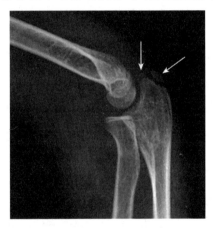

图 2-10　X 线肘关节侧位片见尺骨鹰嘴多骨化中心(箭头)

3.上臂与肩

成人肱骨大结节部皮质较薄,松质骨较多,密度较低,易被误认为骨质破坏。

4.足与踝

(1)跖骨近端互相重叠,似骨折线(图 2-11)。

(2)婴儿和儿童的跟骨后缘是不整齐的,跟骨结节的骨化中心最初多为分节状,以后又较其他部分致密,均为发育中的正常现象。

(3)胫骨骨干远端外侧面有一条浅沟样结构,即腓骨切迹(图 2-12)。

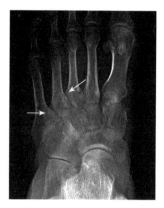

图 2-11 X 线右足正位片

跖骨近端互相重叠,其似骨折线(箭头)

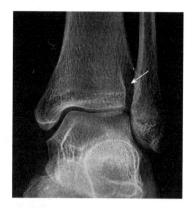

图 2-12 X 线左踝关节正位片

左胫骨远端外侧面腓骨切迹(箭头)

5.膝与小腿

(1)胫腓骨骨干和尺桡骨骨干一样,由于骨间膜的附着,皮质可变得较厚和不整齐,在胫骨轻度外旋的前后位片上,胫骨前嵴重叠在外侧皮质上似皮质增厚。

(2)腓骨头松质骨较多,X 线片表现为局部骨质密度减低,不可视为破坏。

6.髋与骨盆

(1)股骨颈及粗隆间可见环形或圆形影,内可见重叠的松质骨结构或骨化影,为软骨岛。

(2)骶髂关节旁沟即解剖学上的耳前沟,位于小骨盆腔后缘,骶髂关节下方髂骨侧表现为半圆形或浅弧形切迹,为骶髂韧带附着处,也是女性骨盆特征之一,此切迹有时可出现于骶髂关节的骶骨侧。

7.躯干

(1)腰大肌外缘的脂肪线与腰椎横突重叠时,易被误认为是骨折线。

(2)肋骨的骨性联合由肋骨的分节不全所致,常发生于第二肋骨、第三肋骨、第四肋骨和第五肋骨的前、后部,由肋骨骨桥所连接,肋骨分叉为一个或多个肋骨的胸骨端分叉。

三、骨骼肌肉系统基本病变及 X 线片表现

(一)骨骼

1.骨质疏松症

骨质疏松症是指单位体积内骨量减少,即骨组织的有机成分和钙盐同时减少,而比例保持正常。其是由于骨吸收速度超过骨质形成所致,可分为全身性和局限性两类,前者多见于老年人、绝经期后妇女、营养不良患者、代谢或内分泌障碍等患者;后者见于外伤骨折后、感染、恶性肿瘤等因素导致关节活动障碍的患者。组织学变化是骨皮质变薄、哈弗斯管扩大和骨小梁减少。

X线片表现:主要是骨密度普遍性减低(图 2-13)。骨皮质变薄,可出现分层现象;骨松质中骨小梁变细、数目减少、间隙增宽。严重骨质疏松症的脊柱椎体变扁,而椎间隙相对增宽,其上下缘内凹,呈鱼脊样改变。骨质疏松症易发生骨折。

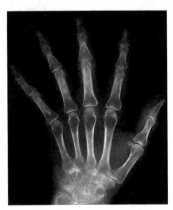

图 2-13　X线片示掌骨及指骨骨端骨质疏松症

2.骨质软化

骨质软化指单位体积内骨组织矿物质含量减少,而有机成分相对正常,骨发生软化。组织学上可见未钙化的骨样组织增多,常见骨小梁中央部分钙化,骨骼硬度减低。骨质软化系全身性骨病,造成钙盐沉积不足的原因可以是维生素 D 缺乏、肠道吸收功能减退、肾排泄钙磷过多和碱性磷酸酶活动减低等,发生于儿童为佝偻病,发生于成人为骨质软化症。

X线片表现:与骨质疏松症相同的是骨密度减低、骨皮质变薄、骨小梁减少变细等改变,以腰椎和骨盆为明显,不同的是骨小梁和骨皮质边缘模糊,是由于骨组织内含大量未经钙化的骨样组织所致。承重骨骼因骨质硬度减低易发生弯曲畸形,如膝内翻、髋内翻等。儿童期可见干骺端和骨骺的异常改变(图 2-14)。

3.骨质破坏

骨质破坏是指正常骨组织被病理组织所代替,可以是病变组织或由它本身引起破骨细胞生成和活动亢进所致。松质骨或密质骨均可发生破坏,常见于炎症、肿瘤或肿瘤样病变。

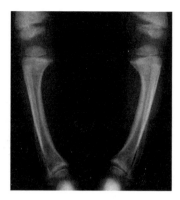

图 2-14　X 线片示双胫腓骨骨质软化

X 线表现:骨质局限性密度减低,骨小梁稀疏消失而形成骨质缺损,其中全无骨质结构。早期骨皮质破坏因哈弗斯管扩大而呈筛孔状改变,其表层的破坏则呈虫蚀状,早期骨松质破坏则表现为斑片状的骨小梁缺损。

骨质破坏的原因不同,其影像表现因病变的性质、发展和对邻近正常骨质的影响而有所差异。如急性炎症或恶性肿瘤的骨质破坏较迅速,表现为轮廓不规则,边界模糊;慢性炎症或良性骨肿瘤的骨质破坏进展缓慢,显示边界清楚,有时可见破坏区边缘硬化,局部骨骼膨胀等改变。

4.骨质增生或硬化

骨质增生或硬化是指单位体积内的骨量增多。组织学上可见骨皮质增厚,骨小梁增粗、增多,骨小梁间隙变小或消失,皮质与松质骨界限模糊,髓腔变窄,甚至消失。这是由于病变影响成骨细胞活动,使机体发生代偿性反应,少数是因病变本身成骨,如肿瘤细胞成骨。骨质增生或硬化多为局限性,可见于慢性炎症、外伤、重金属中毒和某些原发性骨肿瘤,如骨肉瘤或成骨性转移瘤;少数为普遍性,如某些内分泌代谢障碍(甲状旁腺功能低下)或中毒性疾病(氟中毒)等。

X 线片表现:骨质密度增高,骨小梁增粗、增多、密集,骨皮质增厚、致密,可伴有骨骼的增大(图 2-15)。发生于长骨可见骨干粗大,骨髓腔变窄或消失。

5.骨膜反应与骨膜新生骨

骨膜反应是因骨膜受到刺激增厚,骨膜新生骨为骨膜内层成骨细胞活动增强而形成新生骨。组织学可见骨膜增厚、水肿,骨膜内层成骨细胞增多,有新生的骨小梁,多见于炎症、外伤、肿瘤等。

X 线片表现:骨膜反应不能显示,骨膜新生骨早期为长短不定的线样致密影,同骨皮质间可见 1～2 mm 宽的透亮间隙。继而骨膜新生骨增厚,可表现为线状、层状、针状及花边样。随着病变的好转,骨膜新生骨可变得致密,逐渐与骨皮质融合,表现为骨皮质增厚,痊愈后可逐渐被吸收。如病变进展,形成的骨膜新生骨可被破坏,于破坏区两侧的残留部分呈三角形,称为 Codman 三角(图 2-16)。

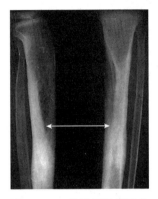

图 2-15　X 线片示骨质增生

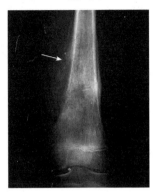

图 2-16　X 线片示股骨下段骨膜三角

骨膜新生骨的形态、厚度和范围与病变的发生部位、性质和发展阶段有关。发生于长骨骨干的较明显,炎症者较广泛,而肿瘤者则较局限。

6.骨质坏死

骨质坏死是骨组织丧失局部代谢能力,形成死骨,主要原因是血液供应的中断。组织学上是骨细胞死亡、消失和骨髓液化、萎缩。多见于慢性化脓性骨髓炎,也见于骨缺血性坏死和骨结核等。

X 线片表现:早期骨小梁和钙质含量无任何变化,此时无异常表现。当血管丰富的肉芽组织长向死骨区时,则出现许多破骨细胞包围死骨,并将其溶解、吸收,骨小梁破坏、中断或消失,死骨被清除,形成囊变。死骨表现为骨质局限性密度增高,其原因如下:①死骨骨小梁表面有新骨形成,骨小梁增粗,骨髓内亦有新骨形成,即绝对密度增高;②死骨周围骨质被吸收,或在肉芽、脓液包绕衬托下,死骨显示为相对高密度。死骨的形态因疾病的发展阶段不同而不同,并随时间而逐渐被吸收并囊变。

(二)关节

1.关节积液

关节积液为关节内液体异常增多、集聚,多为外伤、炎症所致。X 线片上大量关节积液时可见关节间隙增宽。

2.关节肿胀

关节肿胀为关节周围软组织肿大,常由关节囊及其周围软组织急慢性炎症和损伤所致。X线片表现为关节周围软组织肿胀,脂肪间隙模糊或消失。

3.关节破坏

关节破坏是指关节软骨及其下方的骨质为病理组织所侵犯、代替,常见于关节的急慢性感染、肿瘤及免疫代谢性疾病的关节损害。当累及关节软骨时,X线片仅表现为关节间隙狭窄;累及关节面骨质时,则出现相应的骨质破坏和缺损。关节间隙狭窄和骨质破坏重时可引起关节半脱位和变形。

4.关节退行性变

关节退行性变的基本病理变化为关节软骨变性坏死,逐渐被纤维组织取代,可引起不同程度的关节间隙狭窄。随着病变进展可累及软骨下的骨质,导致骨质增生硬化,关节面凹凸不平,并于关节边缘形成骨赘。骨端变形增大,关节囊肥厚,韧带骨化。多见于老年人、慢性损伤患者、关节负担过重患者等。

关节退行性变的早期X线片表现主要是骨性关节面模糊、中断和部分消失。中晚期表现是关节间隙狭窄,骨性关节面模糊增厚,关节面下骨质增生,并可出现大小不等的囊变区,关节面边缘骨赘形成。

5.关节强直

关节强直为骨组织或纤维组织连接相应关节骨端的病理过程,分骨性和纤维性强直。骨性强直是关节明显破坏后,关节骨端由骨组织所连接,常见于化脓性关节炎。X线片表现为关节间隙明显变窄或消失,两骨端有骨小梁通过。纤维性强直也是关节破坏的后果,常见于关节结核、类风湿关节炎。虽然关节活动消失,但X线片仍显示狭窄的关节间隙,且骨端无骨小梁通过。

6.关节脱位

关节脱位是指构成关节的两个骨端的正常相对位置的改变或距离增宽。完全丧失正常的对应关系为全脱位,部分丧失为半脱位,X线片表现为相对的关节面尚有部分对应在一起。

关节脱位从病因上可分为外伤性、先天性和病理性3种。外伤性脱位有明显的外伤史,并常伴有关节骨折;先天性脱位常见于婴幼儿,且有一定的好发部位,如先天性髋关节脱位;继发于关节和邻近组织疾病的脱位为病理性关节脱位,如化脓性关节炎、结核性关节炎和类风湿关节炎均可引起关节脱位。

(三)软组织

1.软组织肿胀

软组织肿胀主要由炎症和外伤出血引起。X线片表现为局部软组织肿胀，密度增高，软组织内的正常层次模糊不清。开放损伤、产气细菌的感染于皮下或肌纤维间可见气体。

2.软组织肿块

软组织肿块多因软组织肿瘤或恶性骨肿瘤所致，某些炎性病变也可形成软组织肿块。一般地，良性肿块境界清楚，形态较规则；恶性肿块境界多不清楚，形态不规则。含脂肪组织肿的块因其特殊的密度或信号易于辨认，有助于诊断。

3.软组织萎缩

软组织萎缩常见于肢体运动长期受限的患者，表现为肢体变细，肌肉萎缩、变薄。先天性骨疾病也可引起全身肌肉发育不良，从而导致肌肉软组织萎缩。

四、X线检查常见的骨科临床应用

骨关节创伤是临床常见疾病，包括骨折、关节脱位及软组织创伤等。X线片诊断能很好地确定骨关节创伤的存在。

骨折是骨和/或软骨的完整性或连续性中断。创伤性骨折有明确外伤史，多为直接暴力（如摔倒、撞击、砸压、火器伤等）和间接暴力（如外力传导、肌肉强烈收缩牵拉）所致。产钳助产可致颅骨凹陷骨折，接生牵引不当可致新生儿锁骨、肋骨或股骨干骨折。某些疾病（如肿瘤）破坏骨骼可致局部骨质硬度和韧度下降引起病理性骨折。

临床表现为局部疼痛、肿胀、压痛及肢体缩短、局部变形和功能障碍等，体检时活动伤肢可闻及或触及骨擦音。严重创伤常合并广泛的软组织撕裂伤、内脏损伤或外伤性休克。

(一)骨折线

由于骨皮质和骨小梁的断裂，X线片上表现为透亮的裂隙，骨折线的宽窄和清晰度与断裂程度有关。新鲜骨折线的边界一般都清晰而锐利，可呈直线状、锯齿状或不规则状。不全或细微骨折有时看不到明确的骨折线，而表现为骨皮质的皱褶、隆起、凹陷或裂痕，松质骨小梁的中断、紊乱、扭曲或嵌插。嵌入及压缩骨折时不仅看不到透亮的骨折线，反而因骨质的镶嵌重叠而显示为不均匀的带状致密影，位于干骺端的骨折线需与骨骺板鉴别；骨干的骨折线需与营养血管沟鉴别;颅骨的骨折线需与颅缝及血管压迹鉴别。

(二)骨折的分类

对骨折准确地进行分类有助于选择合适的治疗方法。

(1)依据骨折是否与外界相通可分为以下几种。①开放性骨折:骨折附近的皮肤或黏膜破裂,与外界相通。X线片征象包括局部软组织缺损、断端突出软组织表面、皮下或关节内积气、皮下异物和骨折片缺损。耻骨骨折引起的膀胱或尿道破裂,尾骨骨折引起的直肠破裂,因与外界相通,此类骨折处受到污染,亦为开放性骨折。②闭合性骨折:骨折处皮肤或黏膜完整,不与外界相通,此类骨折没有污染。

(2)依据骨折的程度分类。①完全性骨折:骨的完整性或连续性完全中断,横形、斜形、螺旋形及粉碎性骨折均属此类。②不完全性骨折:骨的完整性或连续性仅有部分中断,如颅骨、肩胛骨、长骨的裂缝骨折及儿童的青枝骨折等。

(3)依据骨折的形态分类。①横形、斜形及螺旋形骨折(图 2-17A)。②粉碎性骨折,骨碎裂成两块以上。③压缩骨折,松质骨因压缩而变形,如椎体和跟骨骨折。④星形骨折,多因暴力直接着力于骨面所致,如颅骨及髌骨骨折。⑤凹陷性骨折,颅骨因外力使之发生部分凹陷。⑥嵌入性骨折,发生在长管状骨干骺端骨皮质和骨松质交界处,骨折后骨皮质嵌插入骨松质内,多见于股骨颈和肱骨外科颈等处。⑦青枝骨折,多发生于儿童,由于未成熟骨骼柔韧性较好,外力仅致其骨质部分断裂,可表现为管状骨非贯穿的骨折线,骨皮质的隆起、凹陷或皱褶(图 2-17B)。儿童骨折的特殊类型,表现为骨骺与干骺端间的距离增大或错位。

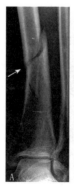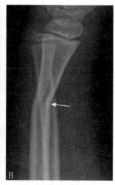

图 2-17　骨折的形态

A.X线片,左腓骨下段螺旋形骨折;B.左桡骨远段青枝骨折侧位

(4)依据解剖部位分类:脊柱的椎体骨折、附件骨折,长骨的骨干骨折、干骺端骨折、关节内骨折等。

(5)依据骨折前骨组织是否正常分类。①创伤性骨折:骨结构正常,因暴力引起的骨折;②病理性骨折:其特点是在发生骨折以前,骨本身已存在某些疾病。

(6)依据骨折稳定程度分类。①稳定性骨折:复位后经适当的外固定不易发生再移位者,如青枝骨折、嵌插骨折、长骨横形骨折等;②不稳定性骨折:复位后易于发生再移位者,如斜形骨折、螺旋形骨折、粉碎性骨折等,股骨干即使是横形骨折,因其肌肉强大的牵拉力不能保持良好对位,也属不稳定性骨折。

(7)依据骨折后的时间分类。①新发骨折:新近发生的骨折还可能进行复位者,通常指2～3周以内的骨折,但儿童因新陈代谢较旺盛,一般超过10天即较难整复;②陈旧性骨折:已有充分纤维性或骨性骨痂形成的骨折,一般在2～3周。

(三)骨折的愈合

一个连续的过程,与许多因素(如年龄、骨折部位和类型、营养状况、治疗方法等)有关。先形成肉芽组织,然后由成骨细胞在肉芽组织上产生新骨(即骨痂),依靠骨痂重新使骨折断端连接并固定。一般分为炎症期、修复期和塑形期。

1.炎症期

骨折后断端及周围软组织出血并形成血肿,损伤和坏死组织造成急性炎性反应。X线表现主要为局部软组织肿胀和血肿,骨折线略模糊,但骨折端因死骨吸收而显示骨折线稍增宽。

2.修复期

血肿开始机化进入修复期,大约发生在骨折1周后,包括骨痂形成期和骨痂连接期。骨痂有两种,即外骨痂和内骨痂,外骨痂位于骨皮质外、骨折周围及断端之间,X线片显示骨膜新生骨(膜内化骨,密度较淡且均匀)和骨折端旁及软组织内的斑片状密度不均匀分散出现的骨化影(图2-18A)。

内骨痂生长在骨皮质内面、松质骨及骨髓腔,主要是膜内化骨,X线片表现为断端模糊后逐渐硬化高密度阴影。随时间的推移,骨痂逐渐增多,直至骨性愈合,X线片表现为两断端的骨痂连接在一起,此时看不出骨小梁结构,但边缘光滑,密度较高且不均匀,骨折线可存在较长时间。

3.塑形期

骨性愈合后,多余的骨痂通过破骨细胞吸收,骨小梁沿着应力线增生。X线片表现为骨膜反应及骨痂逐渐吸收缩小,密度变均匀,逐渐出现骨小梁结构,皮质形成,骨髓腔再通(图2-18B)。

(四)骨折并发症

常见的并发症如下,在治疗及复查应过程中应加以注意。

1.骨质疏松症

骨折后活动减少是骨质疏松症的主要原因,临床中较常见。X线片表现为骨质密度降低、骨小梁减少及皮质变薄,严重时,皮质下可见斑片状透亮区。

2.骨折延迟愈合或不愈合

复位不良、固定不佳、局部血供不足、全身营养代谢障碍等都可以引起延迟愈合或不愈合。延迟愈合X线片表现为骨痂出现延迟、稀少或不出现,骨折线消失迟缓或长期存在;不愈合的X线片表现为断端由密质骨封闭,致密光整。

3.骨缺血性坏死

骨折时由于骨营养血管断裂,致断骨的血液供应障碍而发生缺血性坏死,如股骨颈骨折后股骨头坏死。X线片表现为坏死骨的密度相对增高,周围的骨质表现为骨质疏松症。

4.骨折畸形愈合

骨断端复位不佳可造成畸形愈合,可有成角、旋转、缩短或延长等改变,重者可造成功能障碍。

5.骨关节感染

开放骨折常合并感染致骨髓炎或化脓性关节炎。X线片早期仅表现为骨质疏松症或轻微的骨膜反应,晚期可表现为骨质破坏、增生、骨膜反应活跃、死骨形成等。

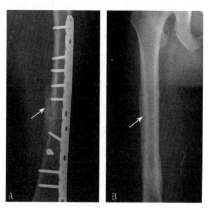

图 2-18　骨折愈合的修复期与塑形期

A.X线片股骨中下段骨折愈合,股骨中段骨折修复期,骨
痂生长(箭头),可见金属内固定影,骨折塑形期;B.金属内
固定拆除后,骨折处骨皮质增厚(箭头),骨髓腔再通

第二节　计算机体层成像检查

一、计算机体层成像的原理、适应证和禁忌证

(一)计算机体层成像原理

计算机体层成像(CT)是计算机与X线技术相结合的产物,现已广泛应用于全身各部位的扫描中。在骨关节系统中它弥补了普通X线摄影的影像重叠及软组织结构分辨不清的缺点,把毗邻的不同器官及组织直接显示成清晰的图像,极大地提高了病变的检出率和诊断的准确性。

多排螺旋和单排螺旋CT的基本工作原理是相同的,都是X线球管探测器围绕人体旋转,同时配合以检查床的匀速运动,探测器接收穿过人体的X线,并将其变成电信号,再由数据采集系统进行重建处理。但两者最本质的区别是探测器数量,MSCT把探测器的列数增加至4~320排。MSCT通过锥形线束及宽探测器技术来激发不同排数的探测器,并调节层面的厚度,最薄可达0.5mm。图像重建与单螺旋CT相比也有进步,包括优化采集螺距和特殊的内插重建,例如多点内插、选择合适的过滤宽度和形状、改变层面矢状剖面曲线、减少噪声等。采用了特殊探测器和新的成像技术使扫描速度明显提高。MSCT获得的大容量信息能用于各种重建和进行后处理,大大提高了时间及空间分辨率。由此可见MSCT的优点是扫描速度快;时间分辨率和空间分辨率明显提高,有利于微细结构的显示;进行图像重建的时间缩短,图像质量提高。

MSCT由于设备上的优势和强大的图像后处理功能,其三维容积成像技术可以逼真地再现骨骼系统及其与周围结构的空间形状,立体、直观且较全面地显示骨骼系统的解剖关系。工作站强大的后处理软件能显示病变直观的立体形态、丰富的密度层次、清晰的细微结构及明确的空间关系。能全面地对病变情况做出判断和评价,并准确地进行分型,特别是在创伤患者中具有广泛的应用前景。采用三维容积成像重建技术,克服了CT轴状位和MPR冠、矢状位方法的不足,真实、立体和全面地再现了骨折的病理解剖关系及形态学上的改变,为临床诊断、制订合理的手术方案及术后疗效的评价提供了极大的帮助。

CT检查用于骨关节系统的优势:①CT的断面图像将平片中前、后的重叠影像呈横截面图形展开,明确区分病变位于骨或关节内、外,在肌肉内还是肌间

隙或皮下组织中;骨破坏区内的小骨影是破坏的残留骨还是新出现的钙化;观察骨软骨瘤骨性肿块顶部软骨帽的厚薄,以确定其是否生长活跃或恶变;观察环绕骨干的骨旁成骨肉瘤是否侵入骨内等,这些都对治疗方案的制订至关重要。②有极好的密度分辨率,能很好地显示各种组织结构层次,能把X线片中无结构的软组织影像分别显示出皮肤、皮下脂肪、筋膜、肌肉束及某些血管神经;在骨结构上可区分松质骨、皮质骨及骨髓,可显示骨质的破坏、增生等。③对多种结构可避免影像重叠。如病变与肩胛骨及胸壁的关系,骶髂骨相重叠处的病变及骨折,尤其是脊柱的病变和骨折是否累及椎管或压迫脊髓,以及椎管内病变是囊性或实性等,都能很好地区别。④对关节结构的显示在很大程度上代替了有创检查和关节造影,如对膝关节的韧带、半月板及滑膜的显示,对关节内游离体及软骨结节的观察优于平片及造影。用于椎间盘扫描可以确切诊断椎间盘突出的方向、程度及合并退化、钙化的形态。用于骨盆创伤中观察骶骨的隐性骨折、显示骶髂关节分离、平片未显示的髋臼骨折及关节脱位,以及复位后夹于关节内的碎骨片等。⑤MSCT的三维重建后处理的应用。MSCT扫描是横轴位,扫描范围最好包括一个关节。重建时根据骨骼的长轴进行平行和垂直于长轴的层面的2D MPR和3D VR重建。发现肿瘤或炎性病变尽可能做增强扫描,可做二期增强扫描。

螺旋CT目前有3种重建技术:多平面重建(multi-planar reconstruction,MPR)、表面遮盖显示(shaded surface display,SSD)和容积显示(volume rendering,VR)。MPR重建技术是在横截面图像上按要求任意画线,然后沿该线将横截面上二维体积元重组,即可获得该平面的二维重建图像,包括冠状面、矢状面、任意斜面和任意曲面的图像重建,能够对病变有全面准确的认识,是骨骼系统疾病三维重建中常用的方法之一,为首选的重建方法。通过调节窗宽和窗位很容易地在软组织窗和骨窗之间相互切换,除能显示骨质病变情况外,还能够清晰显示病变周围软组织损害的情况,特别适用于脊柱病变。SSD具有清晰、直观、逼真、立体的特点,成为最受临床医师欢迎的重建技术。其根据CT阈值表现为"有"或"无"的概念,阈值以上的相邻像素连接而重建成图像;阈值以下的像素因不能重建而无法显示。因此,SSD重建技术的CT阈值的选择是关键,阈值太高则骨质较薄处信息丢失,容易造成假象;太低则周围轮廓分辨不清,一些组织结构层次不清,干扰观察。应该根据具体情况,以既清晰显示组织结构而又不形成明显的"假孔"为原则,另外采用切割技术去掉不必要的影像或分离技术保留需要观察的结构。SSD的优点是重建图像立体感强,可逼真再现大体解剖外形,解剖关系清晰。但由于SSD是表面成像技术,容积资料丢失较多,其缺点是细节不够丰富,对于移位不明显的线样骨折不易显示,缺乏透明效果,无法观察骨骼内部形态和密度。VR是将每个层面的容积资料中的所有体积元加以利用,因此,VR获得的是真实的三维显示图像。由于其容积资料不丢失,对比度好,层次清晰,显示细节效果较好,所以在显示细小骨折方面优于SSD,是SSD图像的有益补充。VR存在一定透明度,造成重叠影像,空间立体感不如SSD。VR重建技术主要是通过调节CT值范围和选择透明度来得到满意的图像。

原始二维图像的扫描质量直接影响到三维重建图像质量,它是三维重建图像的基础。影响扫描技术的最主要的3个参数是X线准值宽度(层厚)、螺距比、重建间隔。层薄能够提高分辨率。增加螺距比,会导致分辨率的降低,但对于层厚较小的扫描,适当提高螺距比,不会明显影响分辨率,并可扩大扫描范围。重建间隔的缩小可以提高图像质量,最明显地表现在VR中,图像的"阶梯"感不明显,一般选用的重建间隔应相当于层厚的一半。骨骼系统的三维重建总的原则:小范围的细小结构宜采用薄层(<3.0 mm)、小螺距,必要时增加电流以提高分辨率;较大范围,如长骨、脊柱、肢体等层厚可增加,但最好不要超过5.0 mm。

(二)CT的适应证

扫描部位的不同,CT扫描的适应证也不同,常见有以下几种。①脊柱:各种原因引起的椎管狭窄及椎管内占位性病变;椎间盘病变;脊柱外伤,如骨折、脱位等;椎骨骨病,如结核、良恶性肿瘤等;椎骨及脊髓先天性变异。②四肢与关节:骨折,CT对骨折不仅能清楚显示骨折碎片情况,同时还能显示软组织的情况,如肿胀、出血及异物等;骨肿瘤,CT通过平扫及增强可以观察和显示病变的部位、形态、范围及血供等情况,对肿瘤性质的判断有一定的临床应用价值;此外,骨髓炎、骨结核、骨缺血坏死等情况,也可以通过CT的检查得到较明确的诊断。

(三)CT禁忌证

CT一般没有绝对禁忌证,但对于孕期前3个月的妇女,由于胚胎处于干细胞分化发育期,容易受外界各种物理因素的损伤,故一般不主张对孕3个月以内的妇女进行CT扫描。同时对于孕中晚期妇女,在进行腹部防护及告知患者危险因素的前提下,才可进行CT扫描。新生儿对CT剂量耐受能力差,生长旺盛组织容易受到辐射损伤,故也不主张进行CT扫描。碘对比剂过敏者,重症甲状腺疾病(甲亢)及严重心、肝、肾衰竭者不宜做增强扫描。对一些不能配合的患者,如婴幼儿、昏迷的患者,需要事先给予镇静剂,如无法使用,则为相对禁忌证。

二、各种类型 CT 的特点

1972 年 CT 的诞生是医学影像学的一个里程碑,其将疾病的诊治提高到一个新阶段,历经了第一代到第五代非螺旋 CT;1989 年,螺旋 CT 的发明是 CT 技术的飞跃,从单排到多排,从 2 排、4 排、16 排、64 排,甚至更多排数,在临床应用更加广泛;2008 年能谱 CT 的问世,改变了人们对传统 CT 的认识,为 CT 领域的研究提供了新的方向。

(一)多排螺旋 CT

螺旋 CT 是在旋转/旋转扫描技术基础上,采用滑环技术和连续进床理念开发出来的。滑环技术是 CT 技术的重大突破,使扫描装置可以顺着一个方向连续旋转,配合连续进床,扫描轨迹呈螺旋状,所以称为螺旋 CT。

多排螺旋 CT 也称为多层螺旋 CT,是指能同时采集超过一层图像数据的螺旋 CT。单排螺旋 CT 应用扇形 X 线束和单排探测器,旋转一周获得一个层面图像。多排螺旋 CT 应用锥形 X 线束和多排探测器,通过多个数据采集系统,每旋转一周获得多层图像,排数通常大于或等于其所能同时产生的图像层数,又称为宽探测器多排采集螺旋 CT。与常规 CT 相比,多排螺旋 CT 将分辨率、覆盖面和扫描速度有机结合在一起,有两大优势:一是一次扫描可以重建不同厚度的图像,图像质量非常高,可以发现微小病灶,并进行任意层厚三维成像和任意多平面重建、表面遮盖显示、体积重建等后处理;二是成像速度快,覆盖范围广,可以容积扫描,有助于外伤和其他不合作患者的检查。

1.骨与关节创伤

螺旋 CT 可以发现 X 线片难以发现的隐匿性骨折,显示骨质断裂、移位、关节脱位等情况,并显示周围血肿、软组织损伤,螺旋 CT 任意多平面重建及容积重建使病变显示更加直观。

2.骨与关节发育畸形

螺旋 CT 图像重建后可以显示病变部位的整体形态、解剖对应关系。

3.骨与关节感染

螺旋 CT 有高分辨率,可以清晰显示骨质破坏、小死骨、小脓肿及周围软组织改变。

4.骨肿瘤及肿瘤样病变

骨肿瘤及肿瘤样病变病理、影像学表现复杂多样,少数患者影像学典型,易于确诊,大部分患者缺乏特征性,需要临床、病理、影像学三者结合。螺旋 CT 可以观察细微的骨质改变、骨膜范围及软组织肿块。

5.关节病变

对于类风湿关节炎、退行性骨关节病、强直性脊柱炎等导致的关节病变,CT图像可以显示关节面的破坏、硬化情况,周围软组织肿胀及关节间隙改变。

6.脊柱病变

脊柱退行性变在临床上最常见,包括椎间盘、小关节及韧带退行性变,CT轴位可以显示椎间盘膨隆、突出、真空及钙化,显示小关节骨质增生硬化,间隙变窄及一个或多个节段韧带肥厚、钙化情况;矢状位、冠状面 MPR 重建除了显示上述表现外,还可以观察脊柱生理曲度的改变、椎体滑脱状况等;VR 重建则可以立体显示脊柱整体形态。

(二)能谱 CT

能谱 CT 改变了传统 CT 模式,将 kVp 混合能量成像转变为 keV 单能量成像,除了提供传统图像外,还提供单能量图像、基物质图像、能量曲线及有效原子序数等信息,并进行物质分解和组织定性,也就是说,在常规 CT 所具备的高空间分辨率和时间分辨率基础上,又增加了能量分辨率和理化性质率这两项参数,对被检组织的性质和功能状态提供了更多的参数评价。

1.骨与关节金属植入物的术后评估

由于医学材料学进步,越来越多金属假体植入到人体,但同时也带来了许多问题:临床上常见的人工关节、金属义齿、骨折髓内钉或接骨板周围会产生放射状或星芒状金属伪影,对显示假体植入状况、骨折愈合情况、与周围组织关系等方面带来了较大困难。对于体内金属所产生的伪影,常规 CT 减轻其影响的办法有:薄层扫描抑制其部分容积效应,选择较高千伏值减低其射线硬化影响等,但无法从根本上予以解决。所以目前术后检查首选 X 线检查。

宝石能谱 CT 检查中特有的金属伪影移除技术可以有效去除骨科术后致密金属植入物引起的组织放射伪影,还原被伪影掩盖的图像细节,从而可以清晰观察骨科金属植入物及其周围软组织结构,为术后复查提供清晰的解剖成像;能谱成像中的单能量成像可以有效去除射线硬化伪影;能谱成像中的骨钙定量分析可以提供各骨组织的骨钙含量,从而可以量化分析组织钙含量的差别。因此,可常规用于各种骨科治疗,如骨折固定、人工关节植入术后的观察、疗效评估及跟踪随访。

骨折髓内钉植入术后通常需要定期复查骨折愈合情况,以便决定是否在骨折愈合后及时移除体内的金属植入物。骨折临床愈合的标准是 CT 图像上观察到骨小梁愈合,如果能去除金属伪影的干扰,使得骨折处的原貌呈现出来,这对疗效评估意义重大。keV单能加金属伪影移除技术可以很好地清除各种金属固定物造成的严重伪影,为骨科固定术后评估、随访提供很好的方法(图2-19)。

2.骨密度的评估

常规CT对骨质疏松症的征象主要是骨密度减低、骨小梁稀疏、皮质变薄等,CT值受诸多因素影响,不能客观反映骨质密度情况。能谱CT的物质分离技术可以测量骨质中钙的相对含量,间接反映骨质密度。

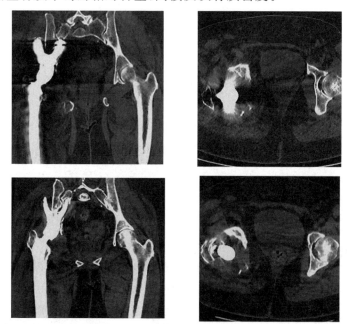

图2-19 人工髋关节植入术后去伪影

3.骨肿瘤的诊疗评估

常规CT可以显示骨质破坏情况,但是组织密度对比欠佳,一些细节容易受到硬化伪影和部分容积效应的影响而难以发现。能谱CT单能量影像提高了组织对比,特别在较低单能量成像时,可以显示不同组织的密度差别,并且消除硬化伪影的影像,可以显示病灶细节。

4.软组织病变的诊疗评估

软组织肿瘤内成分复杂,其鉴别主要依靠CT值的测量,但常规CT值的测量容易受硬化效应、部分容积效应等影响,不准确。能谱CT的单能量影像能够降低硬化伪影的影响,使CT值测量相对准确,且能提供物质特征性的能谱曲线。

三、CT 技术在骨科病变中的应用

(一)骨骼结构细节高清

近年来,CT 技术的发展迅速提升,硬件上采用先进的探测器及大功率球管,在软件方面也显著提升重建算法及后处理技术,从而在技术上较常规 CT 有极大的优越性,具有快速、高质量、三维重建特点。高分辨率 CT(high resolution CT,HRCT)可以取得薄层图像,可显示细微结构,并配有相应的一系列后处理软件。HRCT 扫描速度更快,静态器官扫描需 1 秒,全身扫描只需 10 秒。HRCT 可以取得良好空间分辨率,另外还进一步提高了对比度,在相同条件下提高了解剖结构的清晰度,从而进一步提高图像质量,包括运动伪影的进一步减少,进行薄层扫描及多平面三维重建。

HRCT 主要包括两方面内容,薄层扫描和高空间频率(骨)算法重建。HRCT 的薄层扫描层厚可为 1~1.5 mm,分辨率为 0.25~0.68 mm(常规 CT 层厚则为 10 mm)。由于层面薄,层面内重叠的组织结构较少,因此薄层有助减少部分容积效应的干扰,减少骨骼伪影,充分显示较小病灶。CT 的重建算法概括起来主要分为软组织算法、标准算法和高分辨算法。重建算法不同影响最终图像分辨率。常规 CT 只能进行低空间频率(软组织)算法重建。而 HRCT 最大特点就是可以进行高空间频率(骨)算法,因此 HRCT 图像的像素小,数目多,图像细致清晰,层次丰富,空间分辨率高。HRCT 也可以提高颅底图像的空间分辨率,使图像边缘锐利,细微的结构也可以清晰显示。HRCT 可以显示病变的细微结构,而常规 CT 能显示 HRCT 中的 30%~47.8%(图 2-20)。

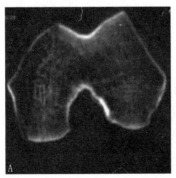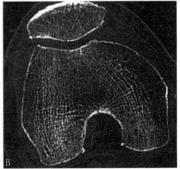

图 2-20　胫骨平台的断面 CT 图像

(二)三维重建

三维重建可以显示骨骼形态,了解正常和病变的结构,对许多骨关节疾病的

诊断产生影响,包括畸形、创伤及肿瘤。而且三维重建图像具有立体感,比断层图像更为直观,更容易解读。最常用的重建技术有3种:表面遮盖显示、最大密度投影(maximum intensity projection,MIP)及容积再现(图 2-21)。三维重建图像的质量取决于断层图像的空间分辨率,选择合适的准直宽度和螺距,可以提高空间分辨率,形成的三维图像更清晰、平滑,但限制了扫描范围且增加了 X 线照射剂量。由于三维重建图像的质量对密度分辨率要求不高,因此可适当降低毫安数。一般准直宽度为 2.5~4.0 mm,螺距为 1.0 mm,重建间隔为 1.0~3.0 mm。

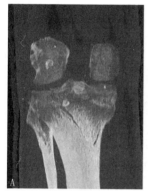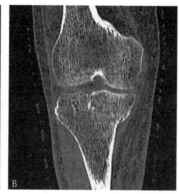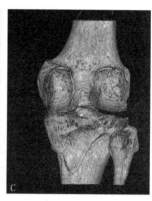

图 2-21 胫骨平台骨折

SSD 技术是以薄层断层图像为基础,将 CT 值高于固定阈值的所有像素组成一个表面模型,即将二维图像中高于该阈值的所有像素均作为等密度处理,舍弃低于此阈值的所有像素,从而构建成三维结构模型。如果阈值选择过高,骨密度略低的部位会被漏掉,而阈值选择过低,骨周围的其他组织也会包括在重建图像内,使图像模糊。因此,选择合理的阈值较为重要,一般以 200~230 HU 为宜,并需要根据骨密度的具体情况进行调整。SSD 弥补了 CT 断面图像单一层面的不足,可以直观地显示骨折线的位置、类型、走向、范围和骨折移位、脱位情况,还可以任意角度旋转,以最佳的视角显示病变形态,使病灶定位更准确,有助于正确诊断及临床医师整体、全面地认识病变。但是,SSD 对于细线形骨折显示不佳,细节方面的显示不如 MPR,并且 SSD 对于小的、未移位的骨折观察易漏诊。而且由于 SSD 仅显示表面的形态,不能显示骨质下方的信息。尤其当病变位于皮质下或被重叠的骨质覆盖时,SSD 则不能显示病变。

MIP 技术是沿着观察者视线的方向,计算投影线穿过容积数据时遇到的最大密度值,将最大密度相关的数据值投影在对应的屏幕上。MIP 对于形态简单且密度值比较均匀的物体最有效,其有良好的抗噪特性,可以产生直观清晰的图像,是显示骨骼和软组织等结构的最常用的重建方法。但是 MIP 图像不能反映空间的解剖关系,不能区分前后位置关系。而多平面重建(multi-planner reformation, MPR)技术可以从任意斜位逐层前后或左右观察病变,在骨盆复杂创伤中,MPR 可以了解各部位关系,可以从任意平面逐层观察骨折的形态、程度、范围及与周边组织的关系。此外,通过 MPR 调整距离,可以消除扫描时体位不正造成的骨盆两侧不对称情况,可以精确地测量骨折及其移位、脱位的程度,特别是对于显示髋臼各壁、股骨头骨折、移位及脱位的形态,对细微骨折、隐蔽部位的骨折及复杂解剖部位的骨折显示良好。对于脊柱病变,MIP 及 MPR 能够较清晰地显示脊柱及周围组织的情况,并有效指引手术方式的选择。

VR 技术对容积内不同的像素加以不同的透明度,以观察其后方的结构。由于该重建方法将容积内的所有数据都结合到被显示的图像中,数据重现的精度很高。利用 VR 技术不仅可以显示骨质表面的病变,还可以得到骨质内部的信息。在 SSD 上难以发现的小病变均可利用 VR 技术实现,尤其在评价膝关节病变方面 VR 优于 SSD。而且 VR 可以进行任意方位切割,并容易地删除某些组织的信息,突出感兴趣区的信息。VR 对于植入物的准确放置、关节的恢复极为重要,并可以减少术中、术后并发症的发生。VR 更有助于动态观察骨质的立体结构,并且可以同时显示骨骼与其邻近的血管。对于骨盆肿瘤,特别是复杂的恶性肿瘤,VR 可显示其内部情况及与周围组织器官的解剖关系,可以作为骨盆肿瘤切除术前的重要检查手段。

(三)植入物扫描

随着技术的发展,越来越多的材料被用于人体植入,其中大部分为金属植入物,如人工关节及固定接骨板等。这些植入物在骨科患者术后的常规 CT 检查中,容易在植入物周围出现黑影和向周围扩散的条纹样伪影,这些伪影严重影响 CT 图像质量,并给重建等后处理工作中带来麻烦,会给临床诊断带来较大困扰(图 2-22)。金属伪影是影响 CT 检查效果的最大因素,但能量 CT 的应用,可以有效地解决此问题。能量 CT 是指利用物体在不同能量的 X 线下产生不同的吸收,从而提供更多的影像信息。能量 CT 经历了双能减影(双源 CT)和能谱成像两个发展阶段。能谱 CT 是指通过单球管瞬时改变 keV 来实现成像。与常规 CT 不同,其不单纯使用软件算法去除金属伪影,能谱 CT 在采集图像的同时采集投影数据,从而避免金属伪影。

能量 CT 的后处理技术如金属伪影消除重建(metal-artifacts reduction system,MARS)技术可以进一步有效地去除金属伪影,为骨科材料植入术后的检查提供定性定量的分析方法。MARS技术将X线通过高密度金属物体后产生的低信号进行数据处理,去除金属投影部分数据,并为植入物及周边组织提供对应的投影数据,因此可以有效地去除伪影干扰,充分显示植入物及其周围组织整体的细节情况。

对于能谱CT而言,随着keV的升高,植入物引起的伪影逐渐减少。在90～140 keV,金属伪影可以有效地降低60%左右。当结合了MARS技术后,keV可以降低至60～140 keV。由于血管成像的有效区域为60～80 keV。因此如需观察植入物和骨组织情况,可以选用较高的keV(110～140 keV);如需观察软组织则可以选取100～130 keV,而需要同时观察植入物及周围血管情况,则可以结合MARS后处理技术并减低keV。能谱CT利用硬件手段减少金属伪影,但是图像的后处理同样决定伪影去除的效果。

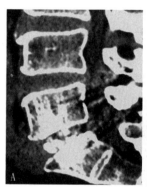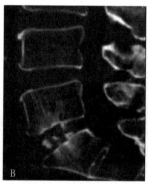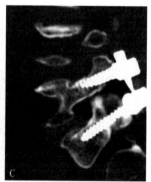

图 2-22 L_5～S_1椎体术后金属内固定CT扫描图像

A.软组织窗可见椎间盘形态,L_5～S_1椎间盘钙化;B.骨窗;C.可见金属螺钉

(四)定量扫描测量

骨密度(bone mineral density,BMD)是指单位体积骨组织内骨矿物质的含量,能够准确反映骨组织的数量,因此目前临床上用于引起骨质变化的相关疾病的诊断及评价疗效。

目前,BMD定量检测方法包括双能X线吸收法(dual X-ray absorptiometry,DXA)、定量CT法(quantitative computed tomography,QCT)、MRI及超声等。其中常用的方法是DXA和QCT。BMD测量是诊断骨质疏松症的重要依据,DXA为目前测量BMD的"金标准"。但DXA所测骨密度为二维面积密度,而非三维容积密度。双能CT(dual energy CT,DECT)为容积扫描,可实现BMD三维容积测量。DECT可通过一次性扫描获得两种能量的数据,基于不同物质双能指数存在差异可进行物质分离测算,可通过分离骨组织中的骨矿质、红骨髓及黄骨髓,从而获得单独钙值图,实现定量测量 BMD。

CT 层析成像是将三维人体结构划分为若干断层薄片,测定断层内各个方向投影时 X 线强度的衰减量,通过运算求得断层图像内各体素的衰减系数相对变化值,并将该值赋予各体积元所对应像素的灰度变化量,从而得到人体内部组织结构图像。利用 X 线穿过不同物质时衰减系数的不同原理,以水吸收系数为标准,根据 CT 值与衰减系数关系式可计算某物质的 CT 值,即 CT 值 = $[(Ux-Uw)/Uw]\times K$(式中 K 是分度因数,常取 1 000,Ux 为 X 线穿过某物质的衰减系数,Uw 为水衰减系数)。CT 值单位为 Hounsfield(HU),水的 CT 值为 0 HU。

骨质疏松症为单位体积内骨量减少、骨小梁稀疏的一类疾病,可增加骨折风险,BMD 测量是诊断骨质疏松症的重要依据。常发生于深部骨盆及腰椎,腰椎是骨质疏松症最早和最常见的受累部位。BMD 测量是诊断骨质疏松症的重要依据,DXA 为目前测量 BMD 的“金标准”。QCT 可以用于诊断骨质疏松症,检测骨量变化,预测骨折风险。

基于 DXA 测定:骨密度值低于同性别、同种族正常成人的骨峰值不足 1 个标准差属正常;降低 1~2.5 个标准差为骨量低下(骨量减少);降低程度≥2.5 个标准差为骨质疏松症;BMD 降低程度符合骨质疏松症诊断标准,同时伴有一处或多处骨折时为严重骨质疏松症。骨密度通常用 T-score(T 值)表示,T 值 = (测定值-骨峰值)/正常成人骨密度标准差。

T 值用于表示绝经后妇女和年龄>50 岁男性的骨密度水平。对于儿童、绝经前妇女及年龄<50 岁的男性,其骨密度水平建议用 Z 值表示,Z 值 = (测定值-同龄人骨密度均值)/同龄人骨密度标准差。

常规的 X 线吸收成像并不能显示软骨,上海光源是国家新建的科技平台,其提供了同步辐射相位对比成像技术(phase contrast imaging,PCI)。PCI 是一种新型的 X 线成像技术,在生物组织中可提供较高的成像对比度。与吸收对比成像不同的是,PCI 利用的是 X 线在穿过物体时不仅可以被吸收而且可以被折射的性质。这两种性质可以用复数折射率来描述。所以在医学诊断所需的能量范围和软组织成像方面,相位对比效应比吸收对比效应要强 1 000 倍以上,可以更清晰地显示软组织的结构特征。同时,同步辐射 X 线还具有高亮度、高准直、单色性好、空间分辨率高(可达微米级)等特点。Coan 等利用相位对比成像技术不但可以对软骨细胞结构特征进行观测,而且可观察到传统 X 线成像中不可见的早期骨赘形成。Mori 等证实使用相位对比成像技术能够观察到一般成像技术无法观察到的软骨表面细微裂纹。Mollenhauer 等发现使用相位对比成像技术能够很好地区分降解与非降解软骨。因此,利用同步辐射相位对比成像技术,能够得到更清晰的软骨图像及对比剂浓度分布图像。

(五)低剂量扫描

CT 因其检查无创、使用方便、各种三维重建技术、植入物扫描、定量扫描、可及早发现病变、可对恶性病变临床分期提供影像证据等优点而得到临床医师的重视和普遍应用,尤其骨科患者接受 CT 检查有日益广泛化的趋势。但它是把"双刃剑",它为临床医师提供影像诊断的同时,也存在因滥用或使用不合理而使受检者患癌风险增加的问题。虽然每次 CT 检查的辐射剂量水平较低(远远低于导致细胞死亡的致死生物效应剂量),但国内外越来越多的人开始关注辐射可能导致癌症发生的随机效应,因此有必要采取有效措施降低 CT 检查的辐射剂量。

在满足诊断和治疗要求的前提下,采取一些有效的措施来降低受检者的辐射剂量的扫描方法统称为低剂量扫描。不仅在临床诊断方面,在治疗方面(如 CT 引导下经皮穿刺活检、椎体消融、金属粒子植入等方面)更具有重要意义。目前可采取的措施包括以下几种。

1.优化常规扫描参数

降低管电压、管电流、曝光时间;增大螺距、准直器宽度等。但降低管电压会降低 X 线的发射质量,使其穿透能力下降,噪声加大;降低管电流和曝光时间,会影响低对比分辨力,使低对比组织的图像质量明显下降;增大螺距和准直器宽度会影响图像 Z 轴的空间分辨率。这些扫描参数的变动,相互影响,需根据实际情况合理地选择。

2.个体化智能化扫描

根据体质指数(body mass index,BMI)为基础调节管电压,再使用自动管电流调制技术(automatic tube current modulation,ATCM)进行扫描。获得稳定图像质量的同时,降低辐射剂量,有学者报道可降低 40%。

ATCM 技术可根据人体不同部位对射线的吸收及扫描对象的体型计算出有效管电流并自动调节,从而降低辐射剂量。在使用 ATCM 技术时,操作者必须准确定位患者左右部位的中心线,以达到最佳管电流调制的目的。

3.使用新型的图像重建算法

虽然通过优化扫描参数和实施个体化扫描可降低辐射剂量,但扫描剂量的降低带来的是图像噪声和伪影的增加、对比噪声比的降低,有时会降低图像质量而影响诊断。这时可通过使用新型的图像重建算法来保证图像质量。从重建算法应用的技术原理及对临床影像结果产生的影响角度,大体可以划分为两代。

(1)第一代是滤波反投影法(filtered back projection,FBP),应用广泛,是CT图像重建算法的基础和"金标准"。其优点是重建速度快,但它要求投影数据完备并且精确定量,该算法易受统计波动的影响,对噪声和伪影都非常敏感,投影数据量如果不足时,重建的图像质量就会明显下降。高质量的影像图像是以高辐射剂量为代价获得的。这种算法明显已跟不上潮流了。

(2)第二代是迭代重建算法(iterative reconstruction,IR),克服了传统FBP重建技术的不足,其特点是基于统计学原理进行数据空间和图像空间迭代运算。用迭代计算方法达到高的图像分辨率,有效降低了噪声,可解决FBP因剂量降低产生的噪声问题;所需的投影数少,具有可在数据不完全和低剂量条件下成像的优点。但该技术的一个不足之处是计算量较大,重建时间较长。

各厂商迭代算法的原理基本相同,但名称略有不同,如GE有ASiR、Veo,Siemens有iRISSAFIRE,Philips有iDose4等。目前,国内外普遍认为迭代算法在获得较高图像质量的同时大大降低了辐射剂量。

4.放射检查剂量实时动态监测

放射性辐射损害是可以管控和改善的风险因素。只有具备可以跟踪记录患者受照剂量、受检时的扫描参数的工具才能真正实现降低扫描剂量、优化扫描参数的目标。商业用途的辐射剂量自动监测软件应运而生,即体型特异性扫描剂量评估(size-specific dose estimates,SSDE)。SSDE可以帮助评估受检者体型特异性的扫描剂量,"量身定制"扫描条件,降低不必要的曝光剂量。辐射剂量实时监测软件可以从该患者扫描前提供有用参考建议,帮助估算特异性扫描剂量,优化扫描技术和扫描参数,最终实现患者辐射安全的目的。目前,商业辐射测量软件已在美国部分医院试用。

2010年,美国加州法律规定,放射成像设备必须报告患者CT检查时的曝光剂量,从而判断受检者是否存在过度曝光的情况;特别强调容积CT剂量指数和剂量-长度积两个指标也必须包含在放射报告中。对于多排螺旋CT,这两个概念能很好地反映其剂量特性。CTDIvol描述每层的平均剂量,并且反映了扫描器的技术(探测器的效率),以及扫描时选择的参数;DLP则反映了扫描的长度所采集的层数,以及一次扫描的总剂量,由DLP乘以转换系数k来估计有效剂量。正是这些数据为辐射剂量实时监测软件提供了基础。

随着 CT 机硬件技术和重建算法的不断进步,具有适宜图像质量和超低剂量的 CT 检查将会成为现实,低剂量扫描会成为主流扫描方式。

(六)CT 引导下介入诊治

随着 CT 介入治疗技术的不断成熟和完善,由于其有着定位精准的特点,在骨科临床中得到了广泛推广和应用。

1.椎间盘髓核消融术

颈腰椎间盘突出症是椎间盘发生退行性病理改变,纤维环发生破裂,当髓核退行性病理改变较纤维环慢时,髓核易突出。糖蛋白等物质是髓核的主要成分,髓核突出造成糖蛋白等物质在神经根周围扩散,造成神经根充血、水肿、粘连;突出的髓核可引起组织胺类物质大量释放,无束膜保护的神经根易发生缺血坏死而导致相应部位发生疼痛。其病理特征对于颈腰椎间盘突出症治疗方案的选择尤为重要,对于陈旧性颈腰椎间盘突出症经保守治疗无效后常选择臭氧髓核消融术等微创介入手术治疗。

臭氧髓核消融术用于颈腰椎间盘突出症的机制:①臭氧具有极强的氧化作用,通过臭氧释放活跃的氧原子可对髓核内蛋白多糖进行氧化,使髓核细胞变性坏死,降低髓核内渗透压,使其水分减少,造成髓核体积减小,发生固化回缩,减轻机械性压迫作用;②椎间盘突出后,髓核释放出大量的炎症介质,使其周围组织出现粘连水肿及无菌性炎症,形成神经根牵拉疼痛症状,臭氧能抑制某些炎性因子的释放,使血管得到扩张,缓解神经根水肿,使局部有害代谢产物得以排出;③臭氧对抑制性中间神经元具有刺激作用,可促进脑啡肽等物质的合成和分泌,起到镇痛的效果。纤维环和髓核中含有大量的胶原蛋白,胶原酶能特异性水解该类胶原蛋白,使其发生断裂,降解为氨基酸,被人体吸收,使突出髓核(包括纤维环)缩小、变软或回缩,减轻或解除对神经根及硬膜囊的压迫,达到缓解临床症状的目的,胶原酶对正常的组织和细胞无影响。射频热凝术属于物理治疗的范畴,其根据微创介入的方法,将射频电流通过已经突出压迫或刺激脊髓、血管及神经,甚至突入椎管的髓核组织,通过离子振荡而产热,所产生的热量使髓核萎缩、髓核体积缩小、糖蛋白释放减少,以缓解神经根水肿,降低椎间盘内压力,达到治疗椎间盘突出的目的,其对正常的组织无影响。

2.椎体成形术

经皮椎体成形术(percutaneous vertebroplasty,PVP)是在影像技术的引导下经皮肤将骨水泥注入病变椎体内,从而达到治疗目的的一种技术。自从 Galibert 等首先应用经皮椎体成形术治疗疼痛性脊椎血管瘤之后,PVP 在骨质疏松症性椎体压缩骨折、脊柱肿瘤的治疗中得到广泛的应用并被迅速推广。PVP的作用机制尚未完全被明确,一般认为是机械性、血管性、化学性和/或放热性等因素使肿瘤坏死及周围感觉神经末梢破坏而起作用,微小骨折的固定和应力的降低也可起到止痛作用。疼痛缓解与充填率不成正比,有时充填不足也有良好效果。

相对于C形臂机下的操作,CT引导下的小剂量、高浓度缓慢多次推注骨水泥操作更加安全。其可更精确地观测到穿刺针的角度和位置,骨水泥在椎体内扩散和向椎体周围渗漏的情况。C形臂机操作中,术者直接暴露于X线辐射,对身体极为不利,而间断性使用CT则可充分保护术者。由于C形臂机在骨水泥注射过程中仅能做到侧位透视,对椎体后缘的渗漏有监控作用,而椎体内的骨水泥影与侧方渗漏的骨水泥影重叠,导致无法早期发现椎体侧方的渗漏,而以CT扫描引导下的操作则不存在此缺点。

PVP联合放射性粒子植入治疗椎体恶性肿瘤,在骨水泥填充的基础上,增加放射性粒子内放射治疗作用,以进一步提升肿瘤局部治疗的效果。由于放射性粒子的"适形放射治疗"作用,可有效控制肿瘤向椎管内继续生长,并能对已经突入椎管内生长的肿瘤发挥治疗作用,有效避免和减轻肿瘤进展对脊髓、神经的压迫和侵犯,避免或延缓患者瘫痪的发生,提高患者生存质量。联合治疗中,由于骨水泥只填充在肿瘤前、中部,在一点程度上减少骨水泥的注入量,相对降低了骨水泥渗漏的风险,且能够避免骨水泥对肿瘤后部植入粒子的"淹没",其治疗活性不受影响。

3.CT引导下脊柱结核的介入诊治

脊柱结核是炎性反应性疾病与肿瘤性疾病不同,不需要扩大切除病灶。研究显示当全身化学治疗时病灶内的药物浓度是 0.5 μg/mL,而局部化学治疗时药物浓度为 1~50 mg/mL,是全身用药的 2 000~10 万倍。持续局部化学治疗可以迅速杀灭结核分枝杆菌,遏止病灶内病理改变的进展。微创手术局部用药药物浓度远远大于口服药物时的血浆药物浓度。提高局部病灶内药物浓度到一定程度后,就可以杀死病灶内的血浆药物浓度下的耐药结核分枝杆菌。同时病灶内放置局部给药管,克服了口服用药无法解决的问题,避免了门静脉系统吸收带来的不良反应。对于活动期脊柱结核,等病灶稳定后,根据病情的严重程度再进行矫形等治疗。经皮介入置管灌洗、局部持续化学治疗活动期腰椎结核核心机制:①提高病灶内药物浓度;②尽早治疗,终止脊柱结核的病理进展。微创手术不需要术前准备,即刻诊断,即刻治疗,缩短了术前准备的时间;③持续化学治疗。

在CT引导经皮介入置管灌洗、局部持续化学治疗,治疗中出现的问题包括:①引流管堵塞;②出入液体量差;③引流管滑脱;④冲洗液由伤口渗出或漏出。防止的措施是保持引流管通畅。

通过临床观察,总结微创介入适应证:①单纯椎体内结核;②椎旁或腰大肌脓肿;③合并轻度、可逆神经压迫症状;④根治术后病灶复发;⑤全身情况差无法耐受根治手术。

微创外科是外科学的发展趋势,可以预见,不远的将来,通过介入的手段,在CT引导下会有更多新技术、新的治疗方法逐渐应用到骨科的临床实践中来。

(七)CT引导下3D打印

3D打印(three-dimensional printing,3DP)技术起源于20世纪80年代,是一种快速成型技术;它由计算机辅助设计数据及成型设备将成型材料以"分层制造,逐层叠加"的原理,快速制作所需物件三维实体的一种分层制造技术。3D打印技术引入医学领域以来,一直被硬组织外科重视和应用,该技术尤其对骨外科领域的影响最为深刻。CT扫描是骨科疾病诊疗最常用的数据来源,通过CT扫描可方便获取扫描部位的二维断层数据,因此基于CT扫描的3D快速成型技术在医学领域应用更为广泛。

1.CT引导下的3D打印快速成型技术

CT引导下的3D打印快速成型技术主要步骤如下。

(1)数据获取:利用CT检查获取扫描对象的二维断层图像资料。3D模型的精度取决于CT数据源的准确性,CT扫描层越薄,信息丢失越少,所制作的模型精度就越高。

(2)CT图像预处理:通过对CT图像的滤波、平滑去噪、二值化等获取待建区域的轮廓边缘。

(3)CT图像的轮廓跟踪及精简:通过跟踪CT边界轮廓,对轮廓进行优化和精简。

(4)三维重建及快速成型:利用医学影像三维处理软件(经典的是比利时公司的Mimics软件)将二维断层图像重建为三维虚拟模型,并生成为快速成型机可以接受的STL格式图形文件,最终制造出生物产品三维实体模型。

2.临床应用

(1)颅骨缺损修复。①适应证:预制个性化颅骨缺损修复体。②材料:覆盖性植入材料和嵌入性植入材料。前者以钛网为代表,其组织相容性好,术后并发症少,但对苛刻部位的修复效果较后者略差;后者包括硅橡胶、骨水泥、EB人工骨等,植入材料完整嵌入缺损部位,修复外形美观,但并发症的整体发生率较前者高。有研究证实:大面积的颅骨缺损选择钛网修补,小面积的选择钛网和嵌入性材料修补。

(2)脊柱外科适应证。

脊柱畸形3D立体模型:脊柱三维模型能够立体显示病变区的畸形情况,使病变部位的解剖形态具体化。立体模型常用于术前观察和测量,帮助医师决定手术方案;并且,医师可进行术前手术操练,如切除、钻孔和重新定位、椎弓根钉植入、棒的预弯等,从而减少术中损伤和并发症。3D打印快速成型技术尤其在重度脊柱畸形的治疗中意义显著。

材料:胸椎、颈椎、股骨、血管打印可采用聚乳酸材料,骶骨采用液态光敏树脂,但成本高,不能循环利用,而无色蜡质耗材则可重复利用,节能环保。

椎弓根螺钉内固定的个体化导板、骨肿瘤切除重建术的手术导板:数字化个性化导航模板,可通过术前模拟置钉入路并制定参数,从而指导术中精确操作,明显缩短手术时间,手术安全性也显著提高。该方法尤其对置钉难度高的寰枢椎脱位和胸椎手术意义显著。3D打印手术导板实现了骨肿瘤手术个体化的要求,不同3D打印技术制备的手术导板各有优势,需根据具体手术方式选择。

材料、器械:①ABS树脂材料、设备便宜,加工速度适中,但精度较低,适合体积较大的导板;②石膏材料便宜、加工速度快,精度高,但设备较贵,材质较脆,不宜加工成薄、细的导板;③光敏树脂加工速度快,精度极高,具有一定强度,适合体积较小、有一定应力的导板,但材料、设备均较贵,且设备维护成本高;④金属材料包括钛合金、医用不锈钢、铝合金,精度高,强度极高,可加工成导板直接引导钻头、摆锯,甚至骨刀,但材料、设备均较昂贵,操作及维护成本较高,加工周期较长。

应用展望:三维重建技术结合三维有限元可以分析脊柱各部分的受力情况及固定器械的应力状态,为开发更加坚固的椎弓根内固定材料提供了技术支持。

(3)颌面骨性结构修复重塑。①适应证:颌面部骨组织缺损、畸形的骨骼模型、预制个性化假体及术中导板、骨肿瘤切除术中截骨导板。②材料:假体采用多孔钛,导板可采用Ti64粉末。

(4)口腔修复。①适应证:精确种牙的手术导板设计制作。②禁忌证:戴有金属义齿(伪影影响导板精准性)。③材料:美国3D公司的DuraForm尼龙材料是导板基体制造的首选。

(5)骨盆骨折。①适应证:复杂骨盆骨折模型。②材料:高分子树脂。

第三章

上 肢 创 伤

第一节 锁 骨 骨 折

锁骨为两个弯曲的弧形管状长骨,横置于胸壁前上方外侧,侧架于胸骨与肩峰之间。内侧与胸骨柄相应的切迹构成胸锁关节;外侧端与肩峰内侧借着关节囊、肩锁韧带、三角肌、斜方肌肌腱附着部和喙锁韧带形成肩锁关节,其下有颈部至腋窝的臂丛神经和锁骨下动、静脉及神经穿过。锁骨略似"S"形,由内向外逐渐变细。外侧 1/3 凸向背侧,上下扁平,横断面呈扁平状椭圆形;锁骨内侧 2/3 凸向腹侧,横断面呈三角形;中 1/3 与外 1/3 交接处,横断面为类似椭圆形。由于其解剖上的弯曲形态,以及各部位横断面的不同形态,在中外 1/3 交接处就形成应力上的弱点而容易发生骨折。如果锁骨骨折移位严重或整复手法不当,手术操作失误,有可能造成其后下方的臂丛神经或锁骨下动脉损伤。

锁骨骨折是常见的上肢骨折之一,占全身骨折的 3.5%～5.1%,占肩部骨折的 53.1%,尤以儿童及青壮年多见。

一、病因病理与分类

间接与直接暴力均可引起锁骨骨折,但间接暴力致伤较多,直接暴力致伤较少见。直接暴力可以从前方或上方作用于锁骨,发生横断性或粉碎性骨折。粉碎性骨折的骨折片如向下移位,有压迫或刺伤锁骨下神经和血管的可能;如骨折片向上移位,有穿破皮肤形成开放性骨折的可能。幼儿骨质柔嫩而富有韧性,多发生青枝骨折,骨折后骨膜仍保持联系。在胸锁乳突肌的牵拉下,骨折端往往向上成角。患者跌倒,上肢外展,掌心、肘部触地,或从高处跌下,肩外侧着地,传导的间接暴力经肩锁关节传至锁骨,并与身体向下的重力交会于锁骨的应力点,形成剪力而造成锁骨骨折,多为横断形或短斜形骨折。

根据受伤机制和骨折特点,锁骨骨折分为外 1/3 骨折、中外 1/3 骨折和内 1/3 骨折。

(一)中外 1/3 骨折

为锁骨骨折中最多见的一种,多为间接暴力所致。直接暴力引起的是由于锁骨中外端直接受打击或跌倒时锁骨直接撞击所致。骨折常为横断形或小斜形,老人多为粉碎性。骨折移位较大,近侧骨折端因受胸锁乳突肌的牵拉而向上后方移位,远侧骨折端因肢体重量作用与胸大肌、胸小肌及肩胛下肌等牵拉而向前下方移位,并因这些肌肉和锁骨下肌的牵拉作用,向内侧造成重叠移位。儿童一般为青枝骨折,向前上成角。粉碎性骨折由于骨折块的相对移位,常使粉碎的骨折片旋转、分离、倒立,桥架于两骨折端之间,给治疗带来困难。

(二)外 1/3 骨折

多由肩部着地或直接暴力损伤所致。骨折常为斜形、横断形,粉碎性较少。若骨折发生于肩锁韧带和喙锁韧带之间,骨折外侧端由于受肩、前臂的重力作用而与内侧端相对分离移位。若骨折发生在喙锁韧带的内侧,骨折内侧端由于胸锁乳突肌的牵拉,可向上移位;而外侧端受肩锁韧带和喙锁韧带的约束,多无明显改变。若为粉碎性骨折,骨折的移位则无一定规律。如喙锁韧带断裂,又可导致锁骨近侧端向后上方移位,更增重两骨折端的移位。治疗时必须手术修复此韧带,才能维持骨折端的复位固定。

(三)内 1/3 骨折

临床很少见。其骨折移位与中外 1/3 骨折相同,但外侧端由于三角肌与胸大肌的影响常有旋转发生。在正位 X 线片呈钩形弯曲,两断端不对应。如为直接暴力引起,因胸锁乳突肌及肋锁韧带的作用,骨折端很少移位。

二、临床表现与诊断

锁骨骨折一般有明显的外伤史,并且其典型体征是损伤后患者的痛苦表情:头偏向伤侧,同时用健侧手托住伤侧前臂及肘部。局部压痛及肿胀均较明显,特别是骨折移位严重者,锁骨上下窝变浅或消失,甚至有皮下瘀斑,骨折端局部畸形。若有骨折移位时,断端常有隆起;若骨折重叠移位,患者肩部变窄,肩内收向下倾斜,肩功能明显丧失。检查骨折处:局部肌肉痉挛,完全骨折者可摸到皮下移位的骨折端,有异常活动和骨擦感,患侧上肢外展和上举活动受限。骨折重叠移位者从肩外侧至前正中线的距离两侧不等长,患侧较健侧可短 1~2 cm。合并锁骨下血管损患者,患肢麻木,血液循环障碍,桡动脉搏动减弱或消失;合并臂丛神经损伤者,患肢麻木,感觉及反射均减弱;若合并皮下气肿者,则出现游走性疼痛。

X线正位片可以确定骨折的部位、类型和移位的方向。但是,由于锁骨有前后的生理弯曲,X线正位片不易发现骨折前后重叠移位,所以必要时可拍锁骨侧位片。如果发现骨折近端向前或远端有向下向内弯曲时,则提示骨折有旋转移位的可能,不要误诊为单纯的分离移位,否则就难以达到满意的复位效果。婴幼儿多为青枝骨折,局部畸形及肿胀不明显,但活动伤侧上肢及压迫锁骨时,患儿哭闹。

锁骨外1/3骨折,常被局部挫伤的症状所掩盖,容易发生误诊。凡肩峰部受直接暴力撞击者,应仔细对比检查两侧肩部,了解锁骨有无畸形、压痛,并且可用一手托患侧肘部向上推进,了解有无异常活动。

另外,锁骨外1/3骨折应与肩锁关节脱位相鉴别,两者均有肩外侧肿胀疼痛及关节活动受限。后者可用力将锁骨外端向下按使之复位,松手后又隆起,X线正位片可见锁骨外端上移,肩锁关节间隙变宽。

三、治疗

锁骨骨折绝大多数可采用非手术治疗,即使是有明显移位及粉碎性骨折,如无相应的血管、神经症状或其他绝对手术指征,应慎做手术,因手术对患者无疑是一种损伤,而且有一定比例的病例会并发骨折延迟愈合或不愈合(约3.7%)。对有明显移位的锁骨骨折采用手法复位外固定治疗,有的虽难以维持解剖位置,但均能愈合,愈合后有的局部虽遗留有轻度隆起,但一般不影响功能。有部分医师和患者为了追求骨折的解剖对位而采用手术治疗,亦有部分学者通过手法复位力争解决重叠移位,寻求有效外固定,使骨折复位对位满意率大为提高。对有明确血管、神经压迫症状和开放性骨折,应主张积极的手术治疗。

(一)小儿锁骨骨折

对新生儿及婴儿的锁骨骨折,考虑到小儿生理性可塑性,一般不需复位,也不需固定。在护理时尽量不要移动患肢及肩关节,1周之后症状多会消失。

幼儿锁骨骨折多为青枝骨折或不完全性骨折,一般不需特殊复位,只需用颈腕吊带限制患肢活动即可。因幼儿锁骨骨折后,由于骨塑形能力很强,一定的畸形可在生长发育过程中自行矫正。年龄较大幼儿(3～6岁)的锁骨骨折,可使用柔软材料的"8"字形绷带固定,伤后1～2周内患儿多仰卧位休息,肩部垫薄软垫,使两肩后伸。以保持骨折对位良好,骨折愈合后局部隆起畸形多不明显,"8"字形绷带一般需固定4周左右。

少年儿童锁骨骨折时,对有移位的骨折应施行手法复位,"8"字形绷带固定。伤后1～2周内患儿局部疼痛等症状较重,令其多卧床休息,患儿一般多能配合,取仰卧位,背部垫薄软枕,使两肩后伸,以保持骨折有较好的对位,1～2周后骨折对位会相对稳定。注意调整"8"字形绷带的松紧,观察有无血管、神经压迫及皮肤勒伤症状。固定至少4周,伤后2～3个月内避免剧烈的活动。

(二)成人锁骨骨折

1.手法复位外固定治疗

有移位的锁骨中1/3骨折或中外1/3骨折,应首选手法复位外固定治疗;锁骨内1/3骨折大多移位不多,仅用外固定即可;锁骨外端骨折必要时可加用肩肘弹力带固定。

(1)手法复位:方法很多,有膝顶复位法、外侧牵引复位法、仰卧位复位法、穿腋复位法、拔伸牵引摇肩复位法等,其中以膝顶复位法较常用。山东省莱芜人民医院研制锁骨复位器进行复位,胶布"8"字形绷带固定,取得了满意的效果。此法治疗500例新鲜锁骨骨折,平均临床愈合期为1个月,解剖或近解剖对位达83%,优良率14%。我们认为此法有很强的实用性,可在临床推广应用。

1)膝顶复位法:患者坐凳上,挺胸抬头,双臂外展,双手叉腰,助手站于患者背后,一足踏在凳缘上,将膝部顶在患者背部后伸,以矫正骨折端重叠移位,并使骨折远端向上后方对接骨折近端。术者面对患者,以两手拇、示、中指分别捏住骨折远、近端,用捺正手法矫正侧方移位。

2)外侧牵引复位法:患者坐凳上,一助手立于健侧,双手绕患侧腋下抱住其身;另一助手站于患侧,双手握住患肢前臂,向后上牵引拔伸。术者面对患者,两手拇、示、中指分别捏住骨折近、远端,用捺正手法矫正侧方移位。

3)仰卧复位法:适合于患者体质瘦弱,或为多发性骨折者。患者仰卧位,在两肩胛之间纵形垫一枕头,助手站于患者头侧,两手按压患者两肩部前方,使患者呈挺胸、耸肩状,以矫正重叠移位和成角,术者站在患侧,用两手拇、示、中指在骨折端进行端提、捺正,使之复位。

4)穿腋复位法:患者坐凳上,术者站患侧背后,以右侧为例,术者右手臂抱绕在患肢上臂,穿过其腋下,手掌抵住患侧肩胛骨,利用杠杆作用,使肩胛后伸,从而将骨折远端向外侧拔伸,矫正骨折重叠移位,术者左手拇、示、中指捏住骨折近端,向前下捺正,接合骨折远端。

手法复位要领:手法的关键是要把双肩拉向上、向外、向后的位置,以矫正骨折的重叠畸形,一般的情况下骨折重叠畸形矫正后,多可达到接近解剖对位。有残余侧方移位者,术者只能用拇、示、中指捏住骨折两端上下捏挤捺正,不宜用按压手法,特别是粉碎性骨折,用手法向下按压骨折碎片,不但难以将垂直的骨片平伏,而且有可能造成锁骨下动、静脉或臂丛神经损伤,故应忌用按压手法。一般情况下垂直的骨片不会影响骨折的愈合,在骨折愈合过程中,随着骨痂的生长,这些碎骨片多能逐渐被新生骨包裹。

(2)固定方法:锁骨骨折的外固定方法很多,有"8"形绷带固定法、"8"形石膏绷带固定法、双圈固定法、T形板固定法、锁骨带固定法等。但这些固定方法多存在有稳定性差、断端易重叠移位致突起成角畸形,有的易造成皮肤搓伤等缺点。问题的关键在于难以将锁骨、肩部固定在一个相对稳定的结构状态,因而常遗留有一定的隆起畸形。临床实践中,"8"字形胶布绷带固定和双圈固定法是一种较为理想的外固定方法。

1)"8"字绷带固定法:患者坐位,两腋下各置棉垫,用绷带从患侧肩后经腋下,绕过肩前上方,横过背部,绕对侧腋下,经肩前上方,绕回背部至患侧腋下,包绕8~12层,包扎后,用三角巾悬吊患肢于胸前。也可将绷带改用石膏绷带固定,方法相同。

2)双圈固定法:患者坐位,选择大小适当的纱布棉圈,分别套在患者的两肩上,胸前用纱布条平锁骨系于双圈上,然后在背后拉紧双圈,迫使两肩后伸,用布条分别在两圈的上下方系牢,最后在患侧腋窝部的圈外再加棉垫1~2个,加大肩外展,利用肩下垂之力,维持骨折对位。

3)"T"形夹板固定法:用与双肩等宽的"T"形夹板,夹板前全部用棉花衬垫,在两肩胛之间置一厚棉垫,再放置"T"形夹板于背部,上下方与两肩平齐,然后用绷带缠扎两肩胛及胸背,将夹板固定妥当。注意观察有无血管、神经压迫症状,如有压迫,及时调整。定期拍X线片复查。

4)锁骨复位器及使用法:锁骨复位器由把手与丝杠、套筒与挂钩及底座与顶板三部分组成。使用时患者端坐于方凳上,抬头挺胸,双手叉腰,两肩尽量后伸,在患者腋下垫约5 cm厚棉花,用绷带"8"字形固定3~4圈。再以绷带围绕腋下和肩峰四周做成1个布圈,左右各一。然后将顶板放在两肩胛之间的脊柱上,将双圈挂在钩上,顺时针方向旋转把手,使套筒后移,双钩将双圈牵引向后,从而将双肩拉向外后,一般畸形可随之消失。经X线透视复位尚不满意者,术者可在骨折端施以手法捺正,复位满意后,用5 cm宽胶布做"8"字形固定,再去除复位器。

外固定的要领:有移位的锁骨骨折,虽可设法使其复位,但实际许多传统的固定方法都难以维持其复位,最终锁骨总是残留有一定的隆起畸形,一般虽不影响功能,但外形不很美观。因此不少学者在外固定方法和固定器具上进行了许多改进和创新,如采用毛巾固定、布带条固定、方巾固定和弹力绷带固定等。有的在骨折断端前上方,放置高低垫、合骨垫或平垫,用扇形纸夹板固定,这些固定方法均取得了一定的效果。固定的要领是要能使固定物置于肩峰和肱骨头的前方,真正能对肩峰和肱骨头产生一种向后、向上、向外的拉力,使机体保持挺胸位,对锁骨、肩部具有较好的约束力。临床上有些固定方法,固定物未能固定到肩峰和肱骨头处,而是直接压在骨折的远端,反而增加了骨折远端向下移位的倾向力,这种固定不但不能对肩部和锁骨起到有效的约束作用,而且还有可能加重畸形的发生。

(3)医疗练功:骨折复位固定后即可做手指、腕、肘关节的屈伸活动和用力握拳,中期可作肩后伸的扩胸活动。在骨折愈合前,严禁抬臂动作,以免产生剪力而影响骨折的愈合。后期拆除外固定后,可逐渐做肩关节的各种活动。必要时配合按摩、理疗,促进肩关节的恢复。

2.手法整复经皮骨圆针闭合穿针固定

随着影像学的进步,经皮穿针内固定技术在锁骨骨折的治疗中已有应用。对锁骨外 1/3 骨折,可行骨圆针从肩峰处经皮顺行穿针内固定。因锁骨为"S"形,对中 1/3 骨折,须从骨折断端经皮逆行穿针内固定。山东省文登整骨医院用自制锁骨钳施行端提回旋复位经皮逆行穿针内固定治疗锁骨骨折 253 例,优良率达 98.42%。

(1)骨圆针经皮顺行穿针内固定法:患者仰卧位,患肩背部垫高约 30°,臂丛阻滞或局部麻醉下无菌操作。按骨折的部位确定好进针点,一般在肩峰的后缘处,将选用的 2~2.5 mm 的骨圆针插入皮下,在 X 线的监视下,将骨圆针锤入或钻入骨折远端,骨折复位后再将骨圆针锤入或钻入骨折近端 2~3 cm,勿钻入过深,以防发生意外。一般平行钻入 2 根骨圆针交叉固定,针尾折弯埋入皮下,无菌包扎,颈腕带悬吊前臂于胸前。

(2)骨圆针经皮逆行穿针内固定法:患者仰卧位,患肩背部垫高约 30°,臂丛阻滞麻醉或局部麻醉下无菌操作。方法是用特制锁骨钳,经皮夹持锁骨远折段并回旋提起断端,选用 2~2.5 mm 的骨圆针自断端经皮由内向外插入远折段骨髓腔内,然后锤入或钻入骨圆针,使针尖从肩锁关节后方穿出,骨折复位后,再将骨圆针顺行锤入近端骨髓腔内,针尾留在肩后部,折弯后埋入皮下,无菌包扎,颈腕带悬吊于胸前。

骨圆针经皮穿针内固定的要领：必须严格选择适应证，以横断形和短斜形骨折较为适合。手术操作应在 X 线监视下进行，经皮逆行穿针内固定，在操作中应防止锁骨钳夹持过深，一般夹持锁骨前后缘上下径的 1/2～2/3 为宜，骨圆针刺入皮肤时，应严格控制其深度，谨防损伤锁骨下血管、神经。进针深度以超过骨折线 2～4 cm 并进入骨皮质为宜，过浅固定不牢，过深穿破骨皮质易损伤其他组织。

有用小型经皮钳夹抱骨式骨外固定器治疗锁骨骨折的报告，骨外固定器由抱骨钳夹、可调整的双导向装置和撑开杆所组成。经皮钳夹抱骨固定，采用钳夹骨折两端固定骨折，不需穿针固定，钳夹紧贴骨而不深入骨，操作安全，固定可靠。

3.手术治疗

绝大多数锁骨骨折采用非手术治疗可得到满意的治疗结果，但有少数患者不愿接受骨折愈合后隆起的外形，而接受手术，故目前手术的指征有所扩大。从骨伤科的角度来说，锁骨骨折的手术指征主要是粉碎性开放性锁骨骨折，或者合并神经、血管症状，或骨质缺损及骨折不愈合者，或畸形愈合影响功能者，以及一些特殊职业要求者应行手术治疗。

锁骨骨折切开复位内固定应十分慎重，注意防止骨折延迟愈合、不愈合，或仍然是畸形愈合，手术时应注意减少创伤和骨膜的剥离。内固定的方法，有髓内针内固定和接骨板螺丝钉内固定。髓内针固定一般用骨圆针或用前一半带螺纹的骨圆针，常采用骨圆针逆行固定法，固定后针尾必须折弯，以防移位。其优点是切口小、剥离骨膜少、操作简便、骨折易愈合及取出内固定物简单，缺点是抗旋转能力差、固定时间久、针易松动，所以逆行穿针固定，以用 2 枚钢针固定为宜，可增加抗旋转力。接骨板螺丝钉内固定，需用可塑形的动力接触压力钢板。锁骨远端骨折可用锁骨钩钢板，此钢板将钩子插入肩峰下压下钢板，正好将外侧锁骨宽扁的断段敷平固定，再依次打孔旋上螺钉，此钢板特别符合锁骨外侧的解剖特点，使用起来简明可靠，解决了长期以来外侧锁骨固定效果不好的问题。在斜形骨折中，还可在骨折线上打一个螺钉，其优点是固定较牢靠而且可抗骨片旋转，缺点是创伤大、骨膜剥离广泛、不利骨折愈合，而在细小的锁骨上钻有多个螺孔，影响骨的牢固度，还需再次手术取出内固定物。

许多学者指出，施行手术切开复位内固定，最好同时行自体松质骨植骨。术后不可依赖内固定而废弃外固定，患肢仍应用三角巾或吊带制动 8 周，3 个月后

X线拍片骨折已愈合者,可拔除骨圆针。接骨板螺丝钉内固定者需要更长一些时间,需经X线拍片骨折已骨性愈合后,再取出接骨板螺丝钉。

对锁骨远端骨折采用张力带固定也是一种选择,暴露断端后,于锁骨断端或外端2.5 cm处用克氏针横行钻一孔穿入0.8 mm钢丝备用。将锁骨复位后,经皮从肩峰外缘钻入2 mm克氏针1枚,距肩锁关节及锁骨骨折远端约4 cm为宜,将钢丝行"8"字形在锁骨上方绕过克氏针尾部收紧扭转。对肩锁、喙锁韧带断裂者,要修补,2周后练功。但曲志国等学者认为此种固定方法虽然固定牢固,但仍有限制肩关节活动的缺点,主张采用锁骨与喙突间"8"字钢丝固定治疗锁骨远端骨折。

随着材料科学的进步,利用形状记忆合金特性而设计的各种内固定器很多,如环抱式接骨板可用于锁骨骨折内固定,此法利用记忆合金在常温下的记忆原理,在锁骨骨折整复后,将接骨板置于冰盐水中变软,环抱式接骨板固定锁骨后,再用热盐水湿敷,待恢复体温后,记忆合金恢复原状,使固定更牢固,这种方法比较适合于锁骨中段粉碎性骨折。

4.中药疗法

初期血溢于肌肉筋膜,血瘀气滞,局部疼痛肿胀,治宜活血祛瘀、消肿止痛,可内服活血止痛汤,或桃红四物汤加味。中期仍有瘀凝气滞者,治宜和营止痛,方用和营止痛汤、正骨紫金丹之类。后期筋膜粘连,气血不通,肩关节疼痛、活动障碍者,治宜宣通气血、舒筋活络,方用活血舒筋汤;气血虚弱、血不荣筋、肝肾不足者,治宜补益肝肾法,方用六味地黄丸之类。解除固定后,局部可用中药熏洗或热熨,并加强主动功能锻炼。

第二节　肩胛骨骨折

肩胛骨骨折是指肩胛盂、颈部、体部、肩胛冈、肩峰、喙突的骨折。肩胛骨位置浅表,为扁平骨,肩胛冈、肩峰内侧缘及肩胛下角部均易于触摸。肩胛体部呈三角形,形似锹板,扁薄如翅,内侧缘和上缘有菲薄的硬质骨,外侧缘较厚且坚固。肩胛颈从肩胛切迹伸至腋窝缘的上部,几乎与关节盂平行。肩胛骨位于背部第2～7后肋的后面,前后两面和内外缘均被肌肉覆盖包裹。肩胛骨参与肩部的活动,其本身可沿胸壁活动,有一定的活动范围,从而大大地增加了上肢的活动范围。肩胛区皮肤较厚,肩胛骨被肌肉覆盖较深,前方又有胸廓保护,其活动较其他四肢关节和脊柱活动范围小,故肩胛骨通常不易发生骨折,其骨折发生率远较长管状骨和脊柱为低。骨折多发生于肩胛体和肩胛颈,其他部位少见。肩胛骨周围肌肉丰厚,血运丰富,骨折较易愈合。

一、病因病理与分类

肩胛骨骨折由直接暴力或间接暴力所致。按骨折部位一般分为肩胛体骨折、肩胛颈骨折、肩胛盂骨折、肩峰骨折、肩胛冈骨折和喙突骨折。临床上,常见的为混合骨折,如肩胛体骨折伴肩胛盂骨折,或肩胛体骨折伴喙突或肩峰骨折。由于猛烈的外力作用,还可在肩胛骨骨折的同时,伴有单根肋骨骨折或多根肋骨骨折。

(一)肩胛体骨折

多由直接挤压、钝器撞击肩胛部或跌倒时背部着地所致。骨折可为横断、粉碎或斜形骨折,但多为粉碎骨折,有多个粉碎性骨块。有的骨折只限于肩胛冈以下的体部,多在肩胛冈以下与肩胛下角附近,有的骨折线呈"T"形,或呈"V"形。由于肩胛骨被肌肉、筋膜紧紧包裹,骨折后一般无明显移位。但若肩峰、肩胛冈和肩胛体多处骨折,则常有肩胛骨的外缘骨折片被小圆肌牵拉向外、向上移位,或骨折片发生旋转。暴力严重者,有时合并第2~3后肋骨骨折,甚至合并胸内脏器损伤。

(二)肩胛颈骨折

多因间接暴力所致。跌倒时肩部外侧着地,或肘部、手掌着地,暴力冲击至肩部而发生肩胛颈骨折。其骨折线自关节盂下缘开始向上至喙突基底的内侧或外侧,也可延伸至喙突、肩胛冈和肩胛体。骨折远端可与骨折近端嵌插。若骨折远端与体部分离,因胸大肌的牵拉,骨折远端可向下、向前移位,并向内侧旋转移位。若合并同侧锁骨骨折,则有"漂浮肩"征。

(三)肩胛盂骨折

多为肱骨头的撞击所致。跌倒时肩部着地或上肢外展时手掌着地,暴力经肱骨头冲击肩胛盂,可造成肩胛盂骨折,骨折块发生移位。有时,此种骨折为肩胛体粉碎骨折所累及。骨折线横过肩胛盂上1/3者,骨折线多往体部延续,或沿肩胛冈上方横向走行;骨折线在盂中或盂下1/3者,骨折线多往体部横行延续,或有另一折线向下纵行达肩胛骨外缘处。尚可由于肩关节前脱位时,肱骨头撞击肩胛盂前缘而发生骨折。

(四)肩峰骨折

肩峰位置表浅,容易遭受自下而上的传达暴力,以及肱骨强力过度外展而产生的杠杆力,均可造成肩峰骨折。当骨折发生于肩峰基底部时,其远端骨折块被三角肌和上肢重量的牵拉而向外下方移位;当骨折发生于肩锁关节以外的肩峰部时,远端骨折块甚小,移位不多。

(五)肩胛冈骨折

为直接暴力所致,常合并肩胛体粉碎骨折,骨折移位不多。

(六)喙突骨折

多并发于肩关节前脱位或肩锁关节前脱位时,由于喙突受喙肱肌和肱二头肌短头牵拉而造成喙突撕脱骨折,骨折块向下移位;或由于肱骨头对喙突的冲击而造成喙突骨折。肩锁关节脱位时,由于锁骨向上移位而喙锁韧带向上牵拉,造成喙突撕脱骨折,骨折块向上移位。喙突骨折在临床上较少见。

二、临床表现与诊断

骨折后,肩胛部周围疼痛、肿胀、瘀斑,患肩不能或不愿活动,患肢不能抬高,活动时疼痛加剧。患者常用健侧手托持患侧肘部,以固定、保护患部。肩胛体骨折,局部皮肤常有伤痕或皮下血肿,压痛范围较广泛,有移位骨折者可扪及骨擦音,合并肋骨骨折时有相应症状。肩胛颈骨折,一般无明显畸形,移位严重者肩部塌陷、肩峰隆起,外观颇似肩关节脱位的"方肩"畸形。肩胛盂骨折,腋部肿胀青紫,肩关节内、外旋转时疼痛加剧。肩峰骨折,局部常可扪及骨擦音和骨折块异常活动,肩关节外展活动受限。肩胛冈骨折,常与肩胛体骨折同时发生,临床症状与肩胛体骨折难以鉴别。若肩胛颈骨折并同侧锁骨骨折,则有"漂浮肩"的表现。喙突骨折,局部可扪及骨折块和骨擦音,肩关节外展或抗阻力内收屈肘时疼痛加重。

X线片可以了解骨折类型和移位情况。轻微外力造成的肩胛体骨折,因骨折分离移位不明显,菲薄的硬质骨互相重叠,骨折线表现为条状致密白线,诊断时应注意防止漏诊。肩胛体骨折呈"T"形或"V"形时,骨折线常常看不到,但肩胛骨外缘、上缘有皮质断裂,内缘失去连续性和表现出阶梯样改变。肩胛颈骨折,正位片可见肩胛盂向内移位,肩部穿胸位照片可显示盂前之游离骨折块。

根据受伤史、临床症状、体征和 X 线片,可作出诊断。在诊断肩胛体骨折时,还必须仔细地检查有无合并肋骨骨折和血气胸。

三、治疗

(一)手法复位

根据不同部位的骨折,可采用以下手法复位。

1.肩胛体横断或斜形骨折

患者侧卧位或坐位,术者立于背后,一手按住肩胛冈以固定骨折上段,另一手按住肩胛下角将骨折下段向内推按,使之复位。

2.肩胛颈骨折

患者仰卧或坐位,患肩外展 70°～90°,术者立于患者外后侧,一助手握其腕部,另一助手用宽布带在腋下绕过胸部,两助手行拔伸牵引。然后术者一手由肩上偏后方向下、向前按住肩部内侧,固定骨折近端;另一手置于腋窝前下方,将骨折远端向上向后推顶,矫正骨折远端向下、向前的移位;再将肩关节放在外展 70°位置,屈肘 90°,用拳或掌叩击患肢肘部,使两骨折端产生纵向嵌插,有利于骨折复位后的稳定和骨折愈合。

3.肩胛盂骨折

患者坐位,助手双手按住患者双肩,固定患者使不动摇。术者握患侧上臂将肩关节外展至 70°～90°,借肌肉韧带的牵拉,即可使骨折复位。整复时应注意不可强力牵引和扭转。

4.肩峰骨折

肩峰基底部骨折向前下方移位者,患肢屈肘,术者一手按住肩峰,一手推挤肘上,使肱骨头顶压骨折块而复位。

5.肩胛冈骨折

移位不多,一般不须手法复位。

6.喙突骨折

主要以整复肩锁关节脱位和肩关节脱位为主,随着关节脱位的整复,喙突骨折块也可随之复位。若仍稍有移位,用手推回原位。

(二)固定方法

无移位、轻度移位及嵌插移位的各种肩胛骨骨折,用三角巾悬吊患肢 2～3 周。不同部位的有移位骨折,复位后采取不同的固定方法。

1.肩胛体骨折

《救伤秘旨》云："用纸裹杉木皮一大片,按住药上,用绢带一条,从患处胁下绑至那边肩上"。固定时,可用一块比肩胛骨稍大的杉树皮夹板放置患处,用胶布条固定于皮肤上,然后用绷带从患处胁下开始,在患处敷药,压住上面的夹板,至健侧肩上,再经胸前至患侧胁下,逐渐绕到健侧胁下,经胸背回缠5~10层。

2.肩胛颈及肩胛盂骨折

在患侧腋窝内垫以圆柱形棉花垫或布卷、竹管,使患肢抬起,用斜"8"字绷带进行固定,再用三角巾将患肢悬吊于胸前。亦可用铁丝外展架将上肢肩关节固定于外展80°~90°,前屈30°的位置上,固定3~4周。骨折移位者,复位后还可将上臂置于外旋及外展70°位皮肤牵引,牵引重量2~3 kg,必须使患肩稍抬起离床,牵引3~4周。牵引时必须注意患肢血运情况,血运较差者可适当将患肢放低。

3.肩峰骨折

骨折远端向下移位者,用三角巾兜住患侧上肢,减少肢体下垂的重量,或采用宽胶布自肩至肘向上托起固定,颈腕带悬吊患肢。骨折远端向上移位者,用肩锁关节脱位的压迫固定法固定。必要时,让患者卧床,肩外展90°作上肢皮肤牵引,2~3周后,改用三角巾悬吊。

4.喙突骨折

复位后可仅用三角巾悬吊。骨折固定后,要定期检查固定的松紧度,因三角巾较易松动,应及时给予调整,以起到扶托作用。腋窝内垫以圆柱形棉花垫或布卷、竹管者,必须注意有无神经或血管压迫症状,必要时应重新固定,以解除压迫。

(三)医疗练功

肩胛骨骨折为临近关节骨折或关节内骨折,应强调早期练功活动。肩胛骨与胸壁之间虽无关节结构,但活动范围较广,与肩关节协同作用而增加肩部活动,因此早期进行练功活动,可以避免肩关节功能障碍发生。固定后即应开始进行手指、腕、肘等关节的屈伸活动和前臂旋转的功能锻炼。肩胛颈骨折严重移位者,早期禁止做患侧上肢提物和牵拉动作。2~3周后,用健手扶持患肢前臂作肩关节轻度活动。对老年患者,应鼓励积极进行练功活动。若固定时间延长或过迟进行练功活动,可使肩胛骨周围软组织发生粘连,影响肩关节功能恢复,老年患者尤为明显。肩胛盂粉碎骨折,常易造成肩关节功能障碍。肩胛骨骨折,只要经过恰当处理,早期进行练功活动,即使严重的骨折,仍可恢复较好的功能。

(四)手术治疗

肩胛骨骨折多数情况下采用手法复位或外展牵引治疗,极少需内固定治疗,但对于以下 5 种情况,均可采用切开复位内固定:①关节盂骨折,盂肱关节不稳定,即关节盂骨折损害关节表面 1/4 以上时;②肩峰骨折移位明显,向下倾斜或侵入肩峰下间隙,影响肩外展功能;③喙突骨折晚期可致疼痛,合并肩锁关节脱位或臂丛神经损伤;④肩胛颈骨折移位,肩盂倾斜角度大,易致脱位或半脱位;⑤肩胛冈及其下方肩胛骨骨折,骨突顶压胸壁者。

根据骨折部位和类型,采用内侧缘切口、肩胛冈切口或"L"形切口,避免损伤肩胛上神经和动脉、肩胛背神经和颈横动脉降支。对喙突、肩峰部骨折多采取克氏针固定,对肩胛颈、冈部基底及外侧边缘骨折,可采用接骨板、克氏针或钢丝固定。采用重建钢板治疗不稳定性肩胛骨粉碎骨折可取得较好的疗效,采用后侧弯形切口,起自肩峰,平行于肩胛冈外侧 2/3,再弧形弯肩胛骨下角,将三角肌起点处切断,沿冈下肌与小圆肌间隙分离,横行切开关节囊,显示骨折处,直视下将骨折复位,AO 重建钢板固定,术后 3 周开始功能锻炼。

(五)药物治疗

早期骨折,气滞血瘀较甚,治疗宜活血祛瘀、消肿止痛,内服药可选用活血止痛汤或活血祛瘀汤加川芎、钩藤、泽兰,外敷消肿止痛膏或双柏散。中期宜和营生新、接骨续损,内服药可用生血补髓汤或正骨紫金丹,外敷接骨膏或接骨续筋药膏。后期宜补气血、养肝肾、壮筋骨,内服药可选用肢伤三方或右归丸等,外敷坚骨壮筋膏或万灵膏。解除固定后宜用舒筋活络中药熏洗或热熨患处,选用海桐皮汤或五加皮汤。

第三节　肱骨大结节骨折

肱骨大结节骨折是肱骨上端常见骨折之一。肱骨大结节是肱骨上端外侧的骨性隆起,系松质骨,为冈上肌、冈下肌、小圆肌的附着处。肱骨大结节朝向外侧,构成结节间沟的外壁,肱二头肌长头腱由结节间沟通过。此型骨折多见于成人。

一、病因病理

直接暴力和间接暴力均可造成肱骨大结节骨折,而以间接暴力为多。根据骨折移位情况,可分为无移位骨折和有移位骨折两种类型。

(一)无移位骨折

多因直接暴力打击肱骨大结节部而造成骨折,骨折块大多粉碎,由于肱骨骨膜相连,故多无明显移位。

(二)有移位骨折

以间接暴力所致者居多。跌倒时,上肢外展位手掌着地,由于肩袖肌群(冈上肌、冈下肌、小圆肌等)的突然强力牵拉,使肱骨大结节发生撕脱骨折,骨折块比较小。但因受肩袖肌群牵拉,骨折块常向下移位至肩峰下。肱骨大结节骨折还常在肩关节前脱位或肱骨外科颈骨折时合并发生。

肱骨大结节骨折,若骨折线波及结节间沟,日后可因结节间沟不平滑致使二头肌腱滑动受阻而造成慢性肩痛。肱骨大结节骨折易合并肩部软组织损伤,容易引起肩关节囊周围肌肉、韧带之间相互粘连,造成关节活动障碍。

二、临床表现与诊断

伤后肱骨大结节部疼痛、肿胀,肩关节活动障碍,尤以肩外展及外旋为甚,且活动时疼痛加重。局部压痛明显,有移位骨折可扪及异常活动和骨擦音。合并肩关节前脱位者,有肩关节脱位的体征,但局部肿胀、疼痛均较单纯肩关节脱位为重。肩关节正位 X 线片可了解骨折移位情况。

肱骨大结节骨折诊断比较困难,有时无移位骨折的临床症状不明显,常易被误诊或漏诊,须依靠 X 线片协助诊断。发现肩关节前脱位或肱骨外科颈骨折时,应考虑有合并肱骨大结节骨折的可能。

三、治疗

无移位骨折可仅用三角巾悬吊患肢,不必手法整复,1 周后开始肩部自主练功活动,4 周后可随意活动。有移位骨折必须有良好的复位,早期进行练功活动,以免影响肩关节功能。合并外科颈骨折的肱骨大结节骨折,多无移位,无须特殊治疗。

(一)手法复位外固定

1.手法复位

患者坐位或仰卧位,在血肿内麻醉下进行整复。术者立于患侧,一手握住患侧肘部,将患肢徐徐外展、外旋;另一手置于患肩,拇指顺冈上肌、冈下肌自内向外推按,至肩峰下时将向上向内移位的大结节向外向下用力按压,使之复位。合并肩关节前脱位的大结节骨折,在整复肩关节脱位后,大结节也多可自行复位。若未复位须再复位,复位方法同前。

2.固定方法

骨折复位后,用铁丝外展架固定肩关节于外展、外旋位,4周后去除外固定。

3.练功活动

复位固定后即应作伸屈指、掌、腕关节活动,以及用力握拳,有利于气血流通,使肿胀消退,但禁忌作肩关节外展的外旋活动。解除固定后,应加强肩关节各方向的练功活动,以促进肩关节功能恢复,避免关节僵硬、粘连而影响功能恢复。

4.药物治疗

与肱骨外科颈骨折同。

(二)手法复位经皮内固定

1.手法复位经皮空心螺钉内固定术

具体步骤:消毒皮肤,铺无菌巾单,局麻,按整复方法进行骨折复位。术者左手拇指抵住大结节,右手握针戳入大结节部之皮肤、三角肌,顶在大结节中点上,然后用骨锤锤击导针至对侧骨皮质下,导针方向与骨折线垂直。在导针经皮外用尖刀戳一1 cm的皮肤小口,先套上骨皮质钻,钻开骨皮质,然后将长度适宜的空心螺钉套在导针上,顺导针缓缓旋入,牢固固定骨折块。电视X线机监视下,对位、固定满意后,拔除导针,针眼皮肤缝1针,消毒敷料包扎伤口,颈腕吊带固定患肢于屈肘90°功能位。近年来,随着材料科学的进步,应用可吸收拉力螺钉治疗肱骨大结节骨折取得了较好的疗效,此种材料属高分子聚合物,具有良好的生物相容性,在人体内可完全降解吸收,适合肱骨大结节骨折的固定。

2.手法复位经皮骨圆针交叉内固定术

具体步骤:在肩部外上方,用一根骨圆针穿过皮肤和三角肌,直至针尖触及骨面。在电视X线机监视下,调整针尖位置,使抵住大结节骨折片的上1/3,向下推挤骨折块复位,并将骨圆针与肱骨干纵轴垂直打入,直至对侧骨皮质。选第二根骨圆针从大结节骨折块的下1/3点向下20°打入,直至对侧骨皮质,距皮肤2 cm处剪断骨圆针,针尾折弯90°,消毒敷料包扎。

(三)手术治疗

对有移位肱骨大结节骨折手法复位失败或大结节骨折被拉至肱骨头上方

时,均应行切开复位内固定治疗,一般用肩前内侧切口,暴露肱骨小结节及结节间沟,将上臂外旋外展,并用巾钳将大结节夹住向下牵拉,使之复位。用螺丝钉二枚细钢针内固定,逐层缝合伤口。术后用外展架固定,并加强功能锻炼。

第四节　肱骨干骨折

肱骨干骨折是指肱骨外科颈以下至内外髁上 2 cm 处的骨折。肱骨古称胳膊骨,因此,肱骨干骨折又名胳膊骨骨折。早在春秋时期对肱骨干骨折已有认识,如《左传·定公十三年》已有"三折肱知为良医"的记述。马王堆汉墓出土的帛书《阴阳十一脉灸经》有"骨已折"的记载。明代以后对本骨折的诊断、治疗和并发症有较深的认识。肱骨干为长管状坚质骨,上部较粗,轻度向前外侧凸,横切面为圆形;自中 1/3 以下逐渐变细,至下 1/3 渐呈扁平状,并稍向前倾。肱骨干中下 1/3 交界处后外侧有一桡神经沟,桡神经穿出腋窝后,绕肱骨干中 1/3 后侧,沿桡神经沟,自内后向前外侧紧贴骨干斜行而下,当肱骨中下 1/3 交界处骨折时,易合并桡神经损伤。肱骨干的滋养动脉在中 1/3 偏下内方处,从滋养孔进入骨内,向肘部下行,所以中段以下发生骨折,常因营养不良而影响骨折愈合。肱动脉、肱静脉、正中神经及尺神经均在上臂内侧,沿肱二头肌内缘下行。肱骨干骨折在临床上较为多见,约占全部骨折的 2.5%,可发生于任何年龄,但青壮年更常见。骨折好发于骨干的中 1/3 及中下 1/3 交界处,下 1/3 次之,上 1/3 最少。

一、病因病理

肱骨干中上部骨折多因直接暴力(如棍棒打击)引起,多为横断或粉碎性骨折。肱骨干周围有许多肌肉附着,由于肌肉牵拉,故在不同平面的骨折就会造成不同方向的移位。上 1/3 骨折(三角肌止点以上)时近端因胸大肌、背阔肌和大圆肌的牵拉而向前、向内移位;远端因三角肌、喙肱肌、肱二头肌和肱三头肌的牵拉而向上、向外移位。中 1/3 骨折(三角肌止点以下)时,近端因三角肌和喙肱肌牵拉,而向外、向前移位,远端因肱二头肌和肱三头肌的牵拉而向上移位。肱骨干下 1/3 骨折多由间接暴力(如投弹、掰手、跌仆)所致,常呈斜形、螺旋形骨折,移位可因暴力方向、前臂和肘关节的位置而异,多为成角、内旋移位。肱骨干中下 1/3 骨折常合并桡神经损伤。

二、临床表现与诊断

伤后患臂疼痛、肿胀明显,活动功能障碍,患肢不能抬举,局部有明显环形压痛和纵向叩击痛。无移位的裂纹骨折和骨膜下骨折者,患臂无明显畸形。但绝大多数均为有移位骨折,患臂有短缩、成角或旋转畸形,有异常活动和骨擦音,骨折端常可触及。X 线正侧位片可明确骨折的部位、类型和移位情况,并有助于鉴别是否为骨囊肿、骨纤维异常增殖症及成人非骨化性纤维瘤等所致的病理性骨折。

检查时必须注意腕及手指的功能,以便确定是否合并桡神经损伤。桡神经损伤后,可出现腕下垂畸形,掌指关节不能伸直,拇指不能伸展,手背第 1、2 掌骨间(即虎口区)皮肤感觉障碍。

根据受伤史、临床表现和 X 线片检查可作出诊断。

旋转暴力所致的肱骨干骨折应注意与上臂扭伤鉴别,后者压痛局限于损伤部位,有牵拉痛,因疼痛而不愿活动患肢,但无环形压痛及纵向叩击痛,无异常活动。

三、治疗

肱骨干骨折目前临床治疗方法很多,总的分为非手术治疗和手术治疗两种,但治疗都是以准确复位、坚强固定、尽可能恢复患肢功能为目的。

(一)手法复位

患者坐位或平卧位,骨折移位较少者不必麻醉,骨折移位较大者,可在局部麻醉或高位臂丛神经阻滞麻醉下进行复位。一助手用布带通过腋窝向上提拉,另一助手握持前臂在中立位向下,沿上臂纵轴徐徐用力拔伸牵引,一般牵引力不宜过大,否则容易引起断端分离移位。待重叠移位完全矫正后,根据骨折不同部位的移位情况,进行复位。

1.上 1/3 骨折

在维持牵引下,术者用两拇指抵住骨折远端外侧,其余四指环抱近端内侧,将近端托起向外,使断端微向外成角,继而拇指由外推远端向内,即可复位。

2.中 1/3 骨折

术者以两手拇指抵住骨折近端外侧推向内,其余四指环抱远端内侧拉向外,纠正移位后,术者捏住骨折部,助手徐徐放松牵引,使断端互相接触,微微摇摆骨折远端或从前后内外以两手掌相对挤压骨折处,可感到断端摩擦音逐渐减小,直至消失,骨折处平直,表示已基本复位。

3.下 1/3 骨折

多为螺旋或斜形骨折,仅需轻微力量牵引,矫正成角畸形,将两斜面挤紧捺正。

(二)固定方法

前后内外 4 块夹板,其长度视骨折部位而定。上 1/3 骨折要超肩关节,下 1/3 骨折要超肘关节,中 1/3 骨折则不超过上、下关节。应注意前夹板下端不能压迫肘窝,如果移位已完全纠正,可在骨折部的前后方各放一长方形大固定垫,将上、下骨折端紧密包围。若仍有轻度侧方移位时,利用固定垫两点加压;若仍有轻度成角,可利用固定垫三点加压,使其逐渐复位。若碎骨片不能满意复位时,也可用固定垫将其逐渐压回,但应注意固定垫厚度宜适中,防止皮肤压迫性坏死。在桡神经沟部位不要放固定垫,以防桡神经受压而麻痹。固定时间成人 6~8 周,儿童 3~5 周。中 1/3 处骨折是迟缓愈合和不愈合的好发部位,固定时间应适当延长,经 X 线复查见有足够骨痂生长才能解除固定。固定后肘关节屈曲 90°,以木托板将前臂置于中立位,患肢悬吊在胸前。另外,由于人生理性的内旋力较大的缘故,骨折常常发生内旋移位,为了解决此问题,要将这类患者固定在外展支架上,然后,用小夹板固定。

应定期做 X 线透视或拍片,以及时发现在固定期间骨折端是否有分离移位。若发现断端分离,应加用弹性绷带上下缠绕肩、肘部,使断端受到纵向挤压而逐渐接近。

(三)医疗练功

固定后即可作握拳和腕关节活动,以利于气血畅通。肿胀开始消退时,患肢上臂肌肉应用力作舒缩活动,加强两骨折端在纵轴上的挤压力,防止断端分离,保持骨折部位相对稳定。手、前臂有明显肿胀时,可嘱患者每天自行轻柔抚摩手和前臂。若发现断端分离时,术者可一手按肩,一手按肘部,沿纵轴轻轻挤压,使骨断端逐渐接触,并适当延长木托板悬吊固定时间,直到分离消失、骨折愈合为止。中期除继续坚持初期练功活动外,应逐渐进行肩、肘关节活动。骨折愈合后,应加强肩、肘关节活动,配合药物熏洗,使肩、肘关节功能早日恢复。

(四)手术疗法

闭合性骨折,因骨折端间嵌入软组织、或手法复位达不到功能复位的要求或肱骨有多段骨折者;开放性骨折,伤后时间在 8 小时以内,经过彻底清创术保证不会发生感染者;同一肢体有多处骨和关节损伤者,例如合并肩关节或肘关节脱位,或同侧前臂骨折者;肱骨骨折合并血管或桡神经损伤,需要手术探察处理者一般均采用切开复位内固定术。

1.钢板螺丝钉内固定术

一般用于肱骨中1/3骨折,如横断形骨折或短斜形骨折,最好采用6孔钢板螺丝钉固定,术后要加用夹板或上肢石膏托外固定。但由于术中骨膜剥离较多,破坏了局部血运,易造成骨折迟缓愈合和不愈合,所以有选择地使用有效内固定方法非常重要。随着微创技术的发展,采用小切口螺丝钉内固定治疗肱骨干骨折取得了很好的疗效。同时避免了内骨定材料费用高的问题。但此法主要使用于斜形、螺旋形及蝶形骨折。

2.加压钢板

使用方法及适应证同上,在骨折端对位有一定的压力,可使骨折按时愈合,此法内固定牢靠,术后可不用外固定,但拆除钢板时要防止再骨折。

3.带锁髓内钉固定

适用于中段及上段骨折,或多段骨折。上臂带锁髓内针一般有2种:一种是横向加栓,一种是髓内分叉自锁式。两者各有利弊,锁钉的优点是微创、固定牢靠、抗旋转、骨折断端骨膜损伤小,是目前常选择的固定方法,但横向加栓髓内针固定有损伤血管神经的可能。使用的髓内针不宜过长,因肱骨下1/3细而扁和上臂肌力不太强,髓内针过长易将骨折端撑开,影响骨折愈合。

也有从肱骨下端内外髁打入骨圆针,暴露骨折端后,要从肱骨内外髁上部钻一小骨孔,打入2根较细的弹性圆针。注意肱骨下段内外髁部骨质较硬,钻孔时较为困难,但打入的髓内针固定较牢固。现亦有采用多根骨圆针内固定治疗,或在鹰嘴窝上方凿一长孔打入髓内针,均可获得满意疗效。

4.组合式多功能单边外固定架固定

由于夹板外固定护理要求高,必须随时调整扎带的松紧度,不易保持骨折端的对位和对线,有可能造成骨折畸形愈合或不愈合,而钢板固定手术创伤较大。应用组合式多功能单边外固定架固定治疗肱骨干骨折,通过在骨折的远近段经皮放置钢针或钢钉,再用金属连接杆和固定夹把裸露在皮肤外的针端连接起来,构成一个完整的空间力学稳定系统,以固定骨折,具有创伤小、对骨折段的血液循环干扰小、可早期进行临近关节的功能锻炼的优点,缺点是针孔护理不当,容易感染。

5.单根矩形钉内固定配合折断钢丝外固定

因为传统的钢板螺丝钉内固定骨膜剥离较多,需再次入院取钢板,且有误伤桡神经的可能。而外固定支架固定费用较高,又易产生侧方移位和成角移位及关节屈伸功能。所以在鹰嘴窝上方 3～5 cm 处钻孔打入矩形钉,上段骨折自大结节处打入矩形钉,矩形钉通过骨折端,分别在矩形钉旁和矩形钉同侧钻孔,钻孔距各骨折端 2.0 cm 处,上折断钉各 1 枚于对侧皮质,尾部折断并留于皮外,用钢丝将两根折断钉尾相连,拧紧钢丝使骨折端对位紧密,此法克服了单纯骨圆针及矩形钉的抗分离、抗旋转能力弱的缺点,疗效较好。

总之,目前对于肱骨干骨折的治疗,各种方法均有其适应证,大多数闭合横形、短斜形骨折,保守治疗方法是有效且安全的方法。对于闭合治疗失败以及开放性骨折等特殊情况,应该考虑切开复位内固定。而手术中以带锁髓内钉为首选,钢板内固定也有其特殊作用,因其创伤大,有二次手术之弊,应放在第二位。任何一种方法均不能适用于所有类型的骨折,因此,是否充分理解适应证、禁忌证、各种治疗方法可能发生的并发症以及操作熟练与否,是能否达到满意的临床疗效的关键。

(五)中药治疗

骨折初期瘀滞肿痛,治宜活血祛瘀、消肿止痛,内服药可选用和营止痛汤或肢伤一方加钩藤;若肿痛较甚者可加祛瘀止痛药如三七或云南白药;合并桡神经损伤者可加通经活络药,如威灵仙、地龙等;外敷可选用双柏散或消瘀止痛膏等。中期治宜和营生新、接骨续损,内服药可选用新伤续断汤或肢伤二方,外敷接骨膏或接骨续筋膏。后期治宜补肝肾、养气血、壮筋骨,内服药可选用肢伤三方、补血固骨方或健步虎潜丸;骨折迟缓愈合者应重用接骨续损药,如土鳖虫、自然铜、骨碎补、杜仲等;解除固定后,外用骨科外洗一方、骨科外洗二方或海桐皮汤等煎水熏洗患肢。

第五节 肱骨髁上骨折

肱骨髁上骨折是指肱骨远端内、外髁上缘处的骨折,是小儿最常见的损伤,绝大多数病例发生在 10 岁以下。骨折后功能恢复一般都较好,但从目前的治疗结果来看,肘内翻发生率仍较高,前臂缺血性挛缩与关节僵硬等并发症仍时有发生。因此,对儿童肱骨髁上骨折的治疗,应该予以高度重视。

一、病因病理与分类

肱骨髁上骨折多为间接暴力所致,根据暴力来源及方向可分为伸直型和屈曲型两类。

(一)伸直型

最为多见,占90％以上。跌倒时,肘关节呈微屈或伸直位,手掌触地,由地面向上的传达暴力将肱骨髁推向后上方,由上而下的身体重力将肱骨干下部推向前方,造成肱骨髁上伸直型骨折,骨折线多由前下斜向后上方。骨折移位严重时,近侧端刺破肱骨前肌肉可造成正中神经和肱动脉的损伤。又由于跌倒时暴力作用常偏于一侧,骨折远端常发生不同程度的侧方移位,而形成尺偏型或桡偏型,以尺偏型最常见。

1.尺偏型

骨折暴力来自肱骨髁前外方,骨折时肱骨髁被推向后内方,内侧骨皮质受挤压,产生一定塌陷。前外侧骨膜破裂,内侧骨膜完整,骨折远端向尺侧移位。此型骨折复位后远端容易向尺侧再移位,即使达到解剖复位,因内侧皮质挤压缺损仍有可能会再向内侧偏斜。尺偏型骨折后肘内翻发生率最高。

2.桡偏型

与尺偏型相反。骨折断端桡侧骨皮质因挤压而塌陷,外侧骨膜保持连续,尺侧骨膜断裂,骨折远端向桡侧移位。此型骨折不完全复位也不会产生严重肘外翻,但解剖复位或矫正过度时,亦可形成肘内翻畸形。

(二)屈曲型

较少见。肘关节在屈曲位跌倒,肘部的后侧触地,暴力由后下方向前上方撞击尺骨鹰嘴,形成屈曲型骨折。骨折后远端向前上方移位,骨折线常为后下斜向前上方。很少发生血管、神经损伤。

二、临床表现与诊断

伤后肘部肿胀、疼痛,呈半屈曲位,肱骨髁上处有压痛。移位严重时肿胀更明显,甚至出现张力性水疱,肱骨髁上部有异常活动和骨擦音。有移位的骨折畸形明显,伸直型骨折肘关节呈半屈位,肘部向后突出,骨折近端因向前移位使肘窝上方软组织向前突出,并可触到骨折近段骨尖。屈曲型骨折肘后呈半圆形,在肘后可扪及突出的骨折近端。有侧方移位者,肘尖偏向一侧。此外,还应注意桡动脉的搏动,腕和手指的感觉、活动、温度、颜色,以便确定是否合并神经或血管损伤。

根据病史及临床特点,可作出正确诊断。肘关节正侧位 X 线照片,可显示骨折类型和移位方向。临床上应注意与肘关节脱位相鉴别,有少数肱骨髁上骨折的骨折线位置较低,相当骨骺线水平,使肱骨小头和滑车骨骺一起与肱骨干分离,称为肱骨远端骨骺分离,又称为低位肱骨髁上骨折,此型易误诊为肘关节脱位。实际上儿童肘关节脱位极少见,在肘关节脱位后肘后三角关系发生改变,而肱骨髁上骨折肘后三角仍保持正常关系。虽然伸直型肱骨髁上骨折与肘关节后脱位,均呈靴样肘畸形,但肘关节后脱位在摸鹰嘴上窝时呈空虚状,肱骨髁上骨折在摸鹰嘴上窝时呈饱满状。仔细阅读 X 线片可进一步明确诊断。

三、治疗

绝大多数肱骨髁上骨折均有明显的移位,治疗时必须做到及时准确的复位、切实有效的固定、合理的练功、必要的用药,以防止肘部畸形及纠正神经、血管等并发症的发生,尽快地恢复患肢的功能。对少数无移位骨折可置患肢于屈肘 90°位,用颈腕带悬吊,或用杉树皮制成直角托板加肘部"8"字绷带固定 2～3 周。有移位的骨折施行手法复位,外固定为其主要的治疗方法。肿胀较甚者,在整复时可先施行手法挤压肿胀,使局部肿胀消退,再进行手法复位。骨折部有张力性水疱者,应在无菌操作下,将疱内渗出液体抽吸干净,或用针头刺破,然后再进行手法整复。间接暴力所致穿破性、开放性骨折者,应在清创后进行手法复位,再缝合伤口。局部肿胀严重,水疱较多而暂时不能进行手法复位者,宜给予杉树皮后托板临时固定,卧床休息,抬高患肢,待肿胀消退后,争取在 3～7 天内进行手法复位。对有严重移位而手法整复后固定不稳定者,可选用经皮穿针固定术。对肿胀严重,即使肿胀消退,手法整复后仍固定不稳定者,可行牵引治疗。直接暴力所致的严重开放性骨折,在清创同时进行内固定。临床上手法复位难以成功,需要切开复位者比较少见。陈旧性骨折已畸形愈合,畸形严重、有手术指征时,可根据情况选用矫形手术。

对肱骨髁上骨折合并血管、神经损伤者是否需要进行手术探查,应慎重考虑。单纯桡动脉搏动消失,不能作为手术探查的适应证,遇此情况,必须进行紧急处理,首先在麻醉下整复移位的骨折,解除血管压迫。血运不能立即恢复者,应行尺骨鹰嘴牵引,同时应用活血祛瘀药物。如果手温转暖、颜色正常、手指活动灵活则可继续观察。如经上述处理无效,则应及时进行探查。肱骨髁上骨折合并神经损伤多为挫伤,骨折移位整复后神经损伤也大都可以恢复。

(一)手法整复外固定

1.手法整复

复位的时间愈早愈好,应争取在局部肿胀不甚严重时施行正确的复位,不同类型的骨折可按下列的方法进行整复。

(1)伸直型:患者仰卧位,在臂丛麻醉或氯胺酮分离麻醉下,两助手分别握住其上臂和前臂远端,患肘屈曲30°~50°,作顺势拔伸牵引,纠正重叠移位。骨折远端一般都有旋转移位,应在牵引的过程中逐渐纠正至中立位;远折端内旋移位者,前臂可纠正至轻度旋后位。在纠正重叠和旋转移位后,在两助手牵引下再纠正侧方移位,纠正侧方移位的手法常用的有两种。①分两步矫正侧方移位:术者两手握持骨折断端,用两手掌根相对扣挤,以矫正远折断端的内外侧方移位。术者蹲下,以两手拇指顶压远侧断端的后方向前推,其余四指重叠环抱骨折近端向后拉,同时令远端助手牵引下徐徐屈曲肘关节,常可感到骨折复位的骨擦音,骨折即可复位。尺偏型骨折复位后,术者一手固定骨折部,另一手握住前臂略伸直肘关节,并将前臂向桡侧伸展,使骨折端桡侧骨皮质嵌插并稍有桡倾,以防肘内翻的发生。桡偏型骨折的远端桡偏移位则无须矫枉过正,轻度桡移位可不予整复,以免发生肘内翻畸形。②一步矫正侧方移位:在重叠和旋转移位矫正后,术者一手握患肢前臂远端与握患肢上臂的助手维持对抗牵引,另一手的手掌放在患肢肘横纹上方,虎口朝患肢远端,拇指按在内上髁处,把骨折远端推向桡侧,其余四指将骨折近端拉向尺侧(骨折远端桡偏移位则手法相反,但不可矫枉过正),同时用手掌向下压,握前臂之手在持续牵引下徐徐屈肘至120°~130°位置,这样向外侧移位和前后侧移位同时可以矫正。

手法复位的要领:手法复位作为治疗肱骨髁上骨折的主要方法虽早已形成共识,但手法复位的技术性不容忽视,不经过正规培训学习不可能正确掌握中医的复位手法和技巧,以致目前很多文献报道的肘内翻发生率居高不下。肱骨髁上骨折对复位要求高,要尽可能达到解剖复位,尤其要彻底纠正骨折远端的尺偏、尺嵌、尺倾和内旋移位,并允许在纠正这些病理改变时可出现轻微的"矫枉过正"。

手法治疗的一个重要步骤是沿肱骨纵轴进行顺势牵引,绝对不能将肘关节放在完全伸直位作长时间的牵引,因为在这个位置上,肱动脉和正中神经在骨折处易发生扭曲,甚至遭受挫伤。肘关节也不能在骨折断端未牵开之前就强力屈曲,患肢应在肘关节置于 30°～50°,屈曲位上顺势牵引,通过牵引使骨折的重叠移位已基本获得矫正后,逐渐将前臂置于中立位以矫正远折端的旋转移位。又因临床上绝大多数肱骨髁上骨折发生后,前臂常置于旋前引起远折端内旋,因此在牵引时还应逐步地将前臂置于旋后位以矫正远折端的旋前移位。使前臂置于旋后位牵引可以利用前臂伸肌群对外上髁张力的减少,屈肌群及旋前圆肌对内上髁的牵拉,以助于远折端旋前移位的矫正。只有旋转移位得到充分矫正后,才有利于进一步矫正骨折的内外侧和前后侧移位,否则将遗留有旋转移位而难以达到骨折的解剖对位。

关于纠正远折端的侧方移位,是先整复内外侧方移位,还是先整复前后侧方移位,或是一次同时整复,意见尚不统一。如果是分两步整复侧方移位,还是先整复内外侧方移位,后整复前后侧方移位为好,因肱骨下端扁而宽,前后径小,内外径宽,故先用内外挤压手法先矫正内外侧移位,然后再用后拉前顶同时屈肘手法以矫正前后侧移位,使骨折真正达到解剖复位。一步矫正侧方移位法是基于肱骨髁上骨折时的前后移位和内外侧移位常是同时发生而制定的,即骨折远端向后移位的同时向内(或外)侧方移位。因此尺偏型者所形成的是一种远折端向后内方移位,桡偏型者所形成的是一种远折端向后外方移位,故主张在整复时矫正前后和内外侧方移位应同时进行才是真正的逆创伤机制的复位,且容易达到解剖对位。

(2)屈曲型:患者仰卧位,在臂丛阻滞麻醉或全麻(儿童常用氯胺酮麻醉)下,一助手握患肢上臂,另一助手握患肢腕部,肘关节屈曲 30°～50°位沿肱骨纵轴方向进行拔伸牵引,矫正骨折端的重叠移位,尺偏移位者在牵引中逐渐使前臂置于旋前位,桡偏移位者前臂置于旋后位。术者双手掌置肘内、外两侧作相对挤压,矫正断端的内外侧方移位。矫正屈曲型骨折前后移位的手法有伸直复位法和屈曲复位法两种。①伸直复位法:术者两手环抱患肢肘部,两手拇指置于骨折远端前侧向后按压,同时其余四指置于骨折近端后侧向前提拉,以矫正骨折的前后移位。②屈曲复位法:术者一手固定患肢上臂中段,另一手握患肢前臂的中上段,握前臂之手在牵引下逐步将肘关节屈曲成锐角并用力推压骨折的远端向后,以矫正骨折远端的向前移位。

2.外固定

(1)夹板固定:骨折复位后,伸直型骨折固定肘关节于屈曲 90°～110°位,在屈肘牵引维持固定下,将预先制好的压垫和夹板,分别置于肱骨中、下段的前后内外侧,夹板长度应上达三角肌中部水平,内、外侧夹板下达(或超过)肘关节,前侧夹板下至肘横纹,后侧夹板至鹰嘴下。在鹰嘴后方加坡形垫,尺偏型在远端的尺侧和近端的桡侧分别加一拱桥垫。夹板压垫放置妥当后,先捆好中间布带,然后依次捆好肘部及腋下布带,肘部布带松紧适当,既不影响肢体远端的血运,又要防止骨折发生移位,腋下布带可略松一些。在患肢背侧加屈曲形杉树皮托板,用三角巾或颈腕带将患肢前臂悬吊于胸前,尺偏型置前臂于稍旋后位,一般固定3周左右。

屈曲型骨折应固定肘关节于半屈伸位 40°～60°位置 2 周,前后垫放置与伸直型相反,以后逐渐将肘关节屈曲至 90°位置 1～2 周。

(2)石膏固定:可采用长臂石膏托,或长臂石膏夹板固定肘关节于 90°～110°屈曲位,一般固定 3～4 周。屈曲型者固定伸直位 2～3 周后改屈肘位固定。使用石膏固定时,务必使石膏塑形并等待坚固,防止骨折再移位。

使用外固定治疗肱骨髁上骨折,必须严格遵循有关夹板固定或石膏固定术后管理的有关要求,密切观察伤肢的血运情况,经常调整固定的松紧度,定期作 X 线检查,防止骨折的再移位,指导患者进行功能锻炼,切忌进行被动运动,强力施行推拿按摩,以免产生骨化性肌炎,造成关节强直。

(二)骨骼牵引复位法

1.适应证

主要适应于骨折线显著斜形,手法整复后骨折对合不稳定;或患者伤后就诊较迟,软组织肿胀严重,已有广泛的水疱形成并已影响到患肢及手部的血运者。

2.骨牵引方法

患者仰卧,在局部或全身麻醉下屈曲肘关节,无菌操作下,用克氏针贯穿尺骨鹰嘴下方骨质,骨皮质穿孔处用无菌纱布保护,将患肢上举屈肩屈肘,进行滑动悬吊牵引,也可进行水平牵引,婴幼儿用巾钳牵引。儿童牵引重量以 1～2 kg 为宜。持续牵引 1～2 周内经床边 X 线检查了解骨折复位是否满意,若牵引复位满意可继续牵引 1～2 周后即行功能锻炼。若复位不满意可再行手法整复外固定治疗。

3.骨牵引复位的要领

骨骼牵引复位治疗肱骨髁上骨折简单安全而无危险,并且在任何年龄的患者都能忍受。骨骼牵引复位损伤较小,易于观察伤肢末梢血运,便于处理皮肤水疱。伤肢悬吊屈肘 80°～85°后有利于患肢静脉回流,消肿快,早期可小范围内练功活动,有助于骨折端自动复位。即使牵引复位不满意,也应在肿消后再行手法复位外固定治疗,这样患者痛苦小且安全。

行尺骨鹰嘴牵引术前,务必在尺骨鹰嘴下尺骨嵴上定好位,尤其是肿胀明显的情况下,注意防止尺神经及骺板的损伤。牵引重量要适宜,以患肩能离开床垫为宜,切勿使用过大的重量。经常检查牵引器具,并作必要的矫正。注意观察患肢血运,在最初的 24 小时中应经常按时检查桡动脉搏动,并将观察结果详细记录。在行骨骼牵引期间,应定期做床边 X 线透视或照片检查。某些病例,下骨折段在侧位片虽不能完全恢复其解剖位置,但远侧骨折段轻度的背侧倾斜,一般不影响正常功能的恢复。

(三)手法整复闭合穿针固定

随着影像增强 C 形臂 X 线机的逐渐普及,闭合复位经皮穿针固定治疗肱骨髁上骨折在国内外得到推广。其适应证为肱骨髁上不稳定性骨折,经手法整复满意后,根据切开复位双克氏针交叉固定原理和肘关节解剖浅表标志的特点,经皮穿刺肱骨内、外上髁的骨突点,克氏针在骨折线两端形成交叉稳定的四点固定。

1.经皮穿刺克氏针固定法

在臂丛阻滞或全麻下,患者仰卧位,肩关节外展 45°左右,前臂旋前半伸肘45°左右牵引,在电视 X 线机监视下行手法复位,复位满意后,助手应一直保持极度屈肘位,并使肩关节外展 90°,以利克氏针内固定的操作。作肘部皮肤消毒,术者戴无菌手套及铺无菌巾,将直径为 1.0～2.0 mm克氏针经皮刺入,并准确扎于肱骨内上髁骨皮质上,调整克氏针与肱骨干正面的交角在 40°～60°,侧面略向后倾斜与肱骨干侧面长轴交角在 5°～10°。用骨锤锤击克氏针并仔细体会其阻力大小和变化,当克氏针已进入骨折近端,其阻力会不断增加,克氏针穿出近端肱骨骨皮质后阻力会突然消失,此时骨折若已初步得到稳定,可透视观察,位置满意后以同样方法打入桡侧克氏针。再次透视固定满意后,将针尾折弯剪断,埋于皮下或留于皮外,无菌纱布包扎,肘关节屈曲 90°～110°位,用上肢屈曲型杉树皮托板或石膏后托固定,3～4 周内拔除克氏针后逐步进行肘关节功能锻炼。

2.闭合穿针固定要领

(1)准确定点极为重要,术者应注意摸清楚肱骨内上髁的位置,检查是否有尺神经前移,若无尺神经前移,进针点应选择在内上髁稍偏前一点进针。若触摸不清尺神经可采用微创切口,切开 1～2 cm 暴露进针点,钝性分离皮下,小心解剖并牵开尺神经,在内上髁前下方进针,与肱骨干呈 40°～60°,向后 5°～10°锤入直径 1.0～2.0 mm 克氏针。外侧进针点应选在肱骨外上髁近缘偏后进针,与肱骨干呈 40°左右紧贴肱骨外嵴向内上方锤入。

（2）注意掌握进针的角度,应在克氏针打入 0.5 cm 骨皮质时,将进针的角度调整好,当克氏针与肱骨干正面长轴呈 40°～60°倾斜角时,克氏针容易穿出肱骨干对侧骨皮质。若角度＜30°时则克氏针沿髓腔深入、弯曲,不能穿出近端骨干对侧骨皮质;角度＞60°时克氏针不能穿到近端骨干。经 X 线透视发现侧位 X 线片上克氏针沿肱骨干骨皮质前或后方走行,应拔出克氏针重新打入。

（四）切开复位内固定

切开复位内固定仅适用于伴有重要血管神经损伤、开放性骨折或经非手术治疗的努力仍有明显的成角旋转畸形者。多年来,对本病的治疗始终存在着手术指征扩大化的倾向,对此英国著名创伤骨科学家 Wastson-Jones 曾批评说对肱骨髁上骨折每隔数年总要恢复一次手术切开和内固定的热潮;并再次重申唯一的手术指征是为了探查肱动脉,解除血运不足。早期切开整复,进行不必要的广泛解剖,常会引起关节囊挛缩、日后的骨化和永久性僵硬。我国多数学者也一致认为:临床需要切开复位者比较少见。

切开复位内固定一般取肘后中线切口,或肘外侧切口,亦有主张作肘前外侧切口。肘后侧切口常采用倒"V"形切断肱三头肌,对软组织和关节囊的损伤大;肘外侧切口对软组织的损伤虽小,但暴露不充分,多需在肘内侧再作一切口。骨折复位后,最常用的是二枚克氏针交叉固定,近年来亦有用 3.5 mm 加压钢板或重建钢板固定的。术后需用长臂石膏托固定 4 周左右。未经治疗的 1～2 个月的陈旧性肱骨髁上骨折畸形明显,若不进一步治疗,会遗留肘关节功能障碍者,可采用手术治疗,常用的手术方法为鱼嘴式手术或骨突切除术。

（五）中药治疗

外伤初期,经脉受损,血溢脉外,瘀于浅筋膜,肿胀较甚或有张力性水疱,疼痛剧烈,压痛明显。治宜活血化瘀、消肿止痛,方用活血止痛汤加减。肿胀严重,血运障碍者,加用丹参、白茅根、木通之类以消瘀利水。中期局部瘀肿未尽,压痛固定,筋骨连接未坚,功能活动受限,治宜和营生新、接骨续筋,可内服续骨活血汤。解除固定后,肿胀虽已消减,但瘀血残留肌腠、筋膜、关节,以致筋膜粘连,关节屈伸不利,可用中药海桐皮汤煎水熏洗,以防治肘关节强直。

第六节　肱骨髁间骨折

肱骨髁间骨折是肘关节的一种严重的关节内骨折,好发于青年及壮年。由于骨折移位、粉碎,关节的完整性遭受到破坏,使其复位较困难,固定容易发生再移位和关节粘连,严重影响治疗效果和肘关节的功能。尽管目前已有多种的治疗方法与相关研究,肱骨髁间骨折的治疗仍然是具有很大挑战性的临床课题。

一、病因病理与分类

损伤机制与肱骨髁上骨折相似,是由于尺骨的滑车切迹撞击肱骨髁所致。在屈肘位和伸肘位都可发生,可分为屈曲型和伸直型两类。在屈曲型损伤中,大多数情况下,作用在肘后方的外力相当大,如车祸伤等,此时肱骨髁常位于肱骨干的前方。在伸直型损伤中,外力沿尺骨传导到肘部,尺骨半月切迹就像一个楔子一样嵌入肱骨滑车而将肱骨髁劈裂,使得肱骨髁及髁上部分发生严重的骨折。此种损伤中,肱骨髁常在肱骨干后方,常合并皮肤等软组织的损伤。按骨折线可分为"T"型和"Y"型,有时肱骨髁部碎成3块以上,呈粉碎性骨折。

1969年,Riseborough和Radin根据此类骨折的X线表现,提出将骨折分为4型。①Ⅰ型:骨折发生在肱骨小头和肱骨滑车之间,但骨折无移位。②Ⅱ型:肱骨小头与滑车分开,但骨折在冠状面上无明显旋转。③Ⅲ型:骨折块之间发生明显分离和旋转。④Ⅳ型:关节面严重粉碎,肱骨髁明显变宽、分离。

二、临床表现与诊断

肘关节肿胀、疼痛、活动受限。由于髁间移位、分离致肱骨髁变宽,尺骨向近端移位使得臂部变短。有骨擦音出现,肘后三角关系发生改变。明显移位者,肘关节在所有方向上均呈现不稳定状态。血管和神经有时受到损伤,检查时务必予以注意。

X线片可以帮助判定骨折的移位和粉碎情况。骨折明显移位者,容易诊断。需要注意的是,骨折的真实情况常常比X线片表现的还要严重。由于大多数骨折呈明显粉碎状态,故很难判断许多小骨折块的原始位置。若对骨折粉碎情况的判断有怀疑,建议行多方向拍片或行CT扫描检查。对无移位或轻度移位者,必须仔细阅读X线片,以便将纵向的肱骨髁间骨折与肱骨髁上骨折区别开来。

三、治疗

由于肱骨髁间骨折是关节内骨折,且常属粉碎性,骨折多有移位,不易获得解剖对位,稳定性差,难以使多数病例的关节活动功能得到完全的恢复。对于肱骨髁间骨折的治疗,由于各学者治疗经验的不同,尚无统一的意见。总的治疗要求应该是使骨折有良好的复位、有效的固定和早期的功能锻炼,防止形成骨性阻碍和关节粘连而影响肘关节功能。目前临床上对这类骨折的治疗方法较多,但不可一味追求某单一的治疗方法。为提高骨折的治疗效果,必须根据患者具体伤情,选用适当的治疗方法,如手法复位夹板外固定、骨牵引复位、撬拨复位钢钉内固定、骨外固定器固定、手术切开复位内固定等。有的还需选用多种治疗方法综合应用,而且功能疗法贯穿在各种治疗方法的始终,有时药物治疗也是不可缺少的一个方面,只有这样才有可能提高治疗效果。

(一)外固定功能锻炼疗法

对肱骨髁间Ⅰ型和Ⅱ型中无移位或仅有轻度移位的骨折,可不必复位,仅用上肢屈曲型杉树皮托板加"8"字绷带固定,根据伸直型或屈曲型成角的程度,调节肘关节固定的角度,伸直型肘关节固定于90°,或大于90°,屈曲型者小于90°固定。在医师的指导下分期进行医疗练功,以保证骨折的愈合与肘关节功能的恢复齐头并进。

对有些老年骨质疏松患者,骨已支离破碎,肱骨髁已有许多小的骨块分离,即使是手术内固定效果也会很差,最好还是顺从不可避免的关节活动受限,而不要去做手术整复内固定,也不做手法整复,而是以选择上肢屈曲型杉树皮托板固定配合积极的功能锻炼为佳。早期肿胀严重者可配合短期的尺骨鹰嘴骨牵引,争取获得一个能满足日常生活需求的肘关节。

(二)手法复位和夹板固定

适用于各型移位骨折,但粉碎型骨折整复后缺乏稳定性,易发生再移位,必要时可配合尺骨鹰嘴牵引治疗。

1.手法复位

患者仰卧位,前臂中立位。两助手行患肢上臂纵轴方向徐徐顺势拔伸牵引,术者立于患肢前外侧,用两手掌在肘部两侧抱髁向中心挤压,逐步矫正两髁的分离移位。两助手在顺势牵引的情况下,将肘关节慢慢地牵引至50°(屈曲型)或90°(伸直型)左右以矫正重叠移位。术者在继续抱髁的情况下,用挤按手法整复骨折远端的尺偏移位或桡偏移位,如桡偏移位,轻者可不必整复。最后矫正骨折的前后移位。伸直型者,术者两手仍为抱髁状,两手四指上移,环抱肘前,两手拇指推骨折远端向前,两手四指拉骨折近段向后,两手虎口同时对向挤压两髁,握持并牵引前臂的助手同时徐徐进一步屈曲肘关节,使四方面的力量联合一致,以矫正前后移位。屈曲型将肘关节置于伸直位整复。复位成功后,术者应临时固定骨折端,以待进行夹板固定。

手法整复的要领:原则上应先整复髁间部移位,再整复髁上部移位。抱髁手法贯穿着骨折整复的全过程,从手法牵引开始,即应施行抱髁,牵引时不要用暴力猛牵,以防加重损伤和造成两髁旋转。在手法牵引的前提下,通过抱髁手法使相互分离和旋转移位的内外髁两骨片向中部挤压复位,把髁间骨折变成髁上骨折,然后按照肱骨髁上骨折手法复位的原则进行操作。

2.固定方法

用上臂超肘关节夹板固定,夹板规格以及固定垫的放置和包扎方法与肱骨髁上骨折相同。如两髁旋转分离移位较重者,在内、外上髁部可加一空心垫。伸直型骨折肘关节屈曲位固定,三角巾悬吊,固定 5～6 周。屈曲型骨折肘关节先伸直位固定 3 周,再换成短夹板屈肘位继续固定 2～3 周。

3.医疗练功

练功活动应贯穿于骨折整复固定后治疗整个过程,及时正确的功能锻炼,能整复骨折端残余移位,对损伤的关节面有模造塑形作用,且能防止关节囊粘连及韧带、肌肉的挛缩,有利于骨折的愈合和关节功能的恢复。在骨折复位固定后,即可开始做伸屈手指、腕关节及握拳活动。1 周以后即可开始练习肘关节的自主伸屈活动,一般先从 10°～20°活动范围开始,以后逐渐加大活动范围,2～3 周后活动范围可逐渐增加至 30°～50°,5～6 周解除外固定后进行全面的功能锻炼。

(三)骨牵引治疗

此法最适用于经手法复位夹板固定不稳定性骨折、严重粉碎性移位骨折或开放感染性骨折等。一般采用尺骨鹰嘴骨牵引,牵引中必要时可配合手法整复,肿胀消退后给予夹板加压垫外固定和医疗练功,使外力通过内动力作用于骨折端起到自动复位的作用。

患者取仰卧位,上臂外展与躯干成 70°～80°,前臂中立位,肘关节屈曲 90°,麻醉、穿针方法与肱骨髁上骨折的尺骨鹰嘴牵引法相同,但穿针部位应严格要求在尺骨鹰嘴下 2 cm,若穿针点不正确,产生偏心力,骨折也随之移位。穿针时切忌摇晃,保持力线与上臂纵轴一致。术后尺骨鹰嘴部的牵引重量为 2.5～3.0 kg,前臂皮肤牵引为 0.5～1 kg,24 小时内行床边 X 线拍片,待骨折重叠移位矫正后,尺骨鹰嘴部的牵引重量改为 1.5~2.0 kg。

一般卧床牵引 4 周左右,经 X 线检查位置良好,即可解除牵引,改用夹板固定 2~3 周。

(四)骨外固定器治疗

我国自 20 世纪 80 年代已设计有按肱骨髁间骨折移位特点和固定需要的肱骨髁间骨折复位固定器。它的结构为近端穿 1 枚克氏针,骨折远端用 2 枚骨针分别插在肱骨内、外髁上。克氏针固定栓与骨折由螺杆连接,两骨针由可伸缩的半环形钢架连接。调节螺杆,加大克氏针固定栓与骨针之间的距离,对骨折两端起牵引作用,缩短二者之间的距离,对骨折端起加压作用。内外两骨针各有两个活动关节,由两个可调节的螺丝控制,调整螺丝,可使内、外髁骨块前后移动或旋转,由于两骨针的特殊形状,拧紧骨针可使内、外髁分离的骨块靠拢,因而能获得良好的复位效果。当复位满意后,旋紧各个螺丝,固定螺杆距离,一般不需其他外固定。

应用髁间复位固定器须先用中医传统手法复位,纠正过多的重叠移位和侧方移位,以免近端穿克氏针时定位困难。在电视 X 线机透视或拍片对位基本满意后,在良好的麻醉和无菌操作下进行。为避免神经损伤,近端在骨折线上 2~3 cm 处穿 1 枚克氏针,由桡侧穿向尺侧。将两枚骨针分别插入肱骨远端的内、外髁,进针的方向与关节面的方向相平行。固定半环形钢架时将骨针拉到适宜的位置,骨针对旋转移位的骨块有撬拨复位的作用,同时调整螺丝 1 和 2 移动骨针,以纠正骨块的掌、背、上、下及旋转移位,旋紧两枚骨针使分离的骨块靠拢,从而达到满意的复位。最后将螺杆及各螺丝拧紧,即可进行功能锻炼。髁间骨折复位固定器安装后的几天内,要注意针道内瘀血的引流,做到经常换药,保持敷料干燥,随着局部血肿的吸收机化,针道周围形成包裹,换药间隔时间可适当延长。

(五)钢针撬拨复位和经皮内固定

国内自 20 世纪 80 年代马元璋报道应用钢针撬拨复位和钢钉经皮内固定,或钢丝经皮缝合治疗肱骨髁间骨折以来,随着影像学的进步,临床应用已逐渐增多。马氏认为这种方法能在尽量减少组织创伤的前提下,使髁间部能获得较好的整复和内固定力量,使髁上部较容易用手法复位和小夹板固定。手法较易整复髁间部分离和髁上移位,但难于整复髁间旋转移位。作者采用钢针经皮进入内上髁和外上髁,撬拨整复旋转移位,再用手法整复髁间部分离和髁上部移位,用两枚钢钉穿入两髁进行内固定。亦有学者在上述穿针的基础上，由内、外髁分别向近端穿针固定，或者采用两种固定形式联合应用。钢丝经皮缝合法，系采用4针孔缝合法，此法固定虽较牢，但操作较为麻烦。

钢钉经皮撬拨复位和内固定法：皮肤常规消毒铺无菌巾，局部麻醉，做好骨牵引，在内上髁和外上髁各用一钢钉穿过皮肤和穿入内外髁两骨折片，旋转两钢钉，整复旋转移位。手法整复髁间部的分离和髁上部移位。电视X线检查整复良好后，在肱骨髁的内外两侧用手法保持向中部挤压，选择其中的一根钢钉作内固定，用冲头击入，或锤子击入均可，使穿入对侧骨折片，直至皮质骨。如果内固定尚不够牢固，亦可将另一钢钉击入，作相互交叉或平行的内固定。将钢钉埋入皮下，无菌包扎，石膏托屈曲肘关节固定，或用小夹板固定，或短期骨牵引后改小夹板固定。

(六)手术切开复位内固定

适应于经手法复位失败、某些新鲜开放性骨折及陈旧性骨折可行手术切开复位内固定者。手术治疗的关键是要重建破碎的肱骨滑车和肱骨小头，手术应选肘后侧切口，将三头肌及腱膜做舌瓣切开后翻向远端显露骨折部，亦有横断尺骨鹰嘴的上1/3翻向近端显露肱骨远端。尺神经做常规显露并牵开予以保护。对肱骨髁间骨折有两个部位需要复位和固定，其一是髁间骨折，其二是髁上骨折，重点应先施行好髁间部的复位和固定，使肱骨滑车和肱骨小头解剖复位，达到重建目的，先将内外髁用长螺丝钉作拉力固定，或用骨栓做加压固定，这样髁间骨折变为髁上骨折。最后将髁部与肱骨近端依骨折粉碎程度和设备条件，选用克氏针、螺丝钉或钢板进一步固定。术后依据骨折固定后的稳定程度应用外固定短期固定，争取术后早期进行肘关节功能锻炼。

第七节　肘部扭挫伤

肘部扭挫伤是常见的肘部闭合性损伤，凡使肘关节发生超过正常活动范围的运动，均可导致肘部筋的损伤。

肘关节是复合关节，由肱尺关节、肱桡关节、桡尺近侧关节组成，有共同的关节囊包绕。肘关节的关节囊前后壁薄而松弛，尤以后壁为甚。两侧壁增厚并有桡侧副韧带和尺侧副韧带加强,桡骨头有桡骨环状韧带包绕。肘关节前后的肌肉相当强大,屈伸运动有力,屈伸运动范围约为140°,屈曲时主要受到上臂和前臂的限制,伸直时主要受关节前部的关节囊和肌肉的限制。肘关节做旋转运动时,桡尺近侧关节必须与桡尺远侧关节联动,旋前和旋后运动的范围为140°～150°。由于肘关节活动较多,所以扭挫伤的机会亦多见。

一、病因病理

直接暴力的打击可造成肘关节挫伤。间接暴力致伤较多见,如跌仆、由高坠下、失足滑倒,手掌着地,肘关节处于过度外展、伸直位置,迫使肘关节过度扭转,即可致肘关节扭伤。此外,在日常工作和生活中做前臂过度拧扭动作,以及做投掷运动时姿势不正确,均有可能造成肘关节扭伤。临床上以关节囊、侧副韧带和肌腱等损伤多见。受伤后可因滑膜、关节囊、韧带等组织的扭挫或撕裂,引起局部充血、水肿,严重者关节内出血、渗出,影响肘关节的功能。

二、临床表现与诊断

有明显的外伤史,肘关节处于半屈位,肘部呈弥散性肿胀疼痛,功能障碍,有时出现青紫瘀斑,多以桡后侧较明显,压痛点往往在肘关节的内后方和内侧副韧带附着部。

初起时肘部疼痛,活动无力,肿胀常因关节内积液、鹰嘴窝脂肪垫炎,或肱桡关节后滑液囊肿胀而加重,伸肘时鹰嘴窝消失。

部分肘部扭挫伤患者,有可能是肘关节半脱位或脱位后已自动复位,只有关节明显肿胀,而无半脱位或脱位征象,易误认为单纯扭挫伤。

若肿胀消失,疼痛较轻,但肘关节的伸屈功能不见好转,压痛点仍在肘后内侧,局部的肌肉皮肤较硬,可通过X线检查,确定是否合并骨化性肌炎。

严重的扭挫伤要与骨折相区别,环状韧带的断裂常使桡骨头脱位合并尺骨上段骨折,在成人,可通过X线片确定有无合并骨折,在儿童骨骺损伤时较难区别,可与健侧同时拍片对比检查,以免漏诊。

三、治疗

肘关节扭挫伤早期施行手法矫正筋骨细微的错缝,外敷和内服中药,局部有效的制动;中后期提倡主动的功能锻炼,配合手法理筋按摩,中药熏洗剂外洗,或搽擦药涂搽,内服温经散寒、养血舒筋、活血通络药物,以及理疗等,均可取得良好的效果。

肘关节扭挫伤的早期,首要给予患肘固定,局部外敷消瘀退肿止痛类中药,轻伤一般用三角巾悬吊,肘关节置于90°功能位1～2周即可。有侧副韧带或关节囊撕裂时,必须予以良好的固定,可用上肢屈曲型杉树皮托板或石膏托固定患肢2～3周,固定期间仅行手指和腕关节屈伸和肩部的功能锻炼,严格限制肘关节屈伸活动。外固定过久,会影响关节功能恢复,常可造成肌肉萎缩、关节粘连,甚至出现关节强直,主要还是得靠患者积极主动的功能锻炼逐步恢复,不能使用粗暴的被动锻炼方法。肘关节损伤后功能的恢复不能操之过急,否则会适得其反。

(一)手法治疗

手法治疗的目的在于整复可能存在的关节微细错缝,拽出嵌入关节内的软组织,理顺撕裂的筋肉。对伤后短时间内即来就诊者,可施以整理手法,调整关节错缝和撕裂的筋肉,仅1～2次即可,不宜反复实施。常用的手法有如下。

1.掂挺法

术者将患侧腕部夹于腋下,掌心朝上,肘尖朝下,术者双手掌环握肘部,轻轻地向肘外上侧摇摆,同时灵活地做肘部向上掂挺1～2次,稍有错落处,可听到调整的响声。

2.伸挺法

术者左手托患侧肘部,右手握患侧腕,先作适当范围的肘关节屈伸活动1次,使肌肉放松,待患肘处于半伸直位时,握患侧腕部的手放松并顺势将前臂伸直,配合左手掌将患肘向上一挺伸,亦可听到响声,此时术者的手仍应扶持腕部,以防摆动。

关节微细错缝矫正后,术者以两手掌环抱肘部,轻轻按压1～2分钟,有减轻疼痛的作用。然后将肘关节内外两侧的筋肉轻轻地拿捏平整,但不宜反复操作。

固定期间由于肿胀较明显,一般不用手法按摩。2～3周后,为了防止肘关节粘连,可应用轻柔的手法进行按摩,给予点穴、揉按、分筋、肘关节屈伸活动等手法,每次15～20分钟,每天1次,以达到舒筋活血通络、消肿止痛、滑利关节的作用。施行手法治疗时,动作要轻柔,切忌粗暴、过多的反复推拿和强力屈伸关节。

(二)药物治疗

中药内服外用是治疗肘关节扭挫伤常用的一种内外兼治的方法,具有散瘀消肿、活血止痛、舒筋活络的功效。应用时宜根据扭挫伤的轻重、缓急、久暂、虚实辨证用药。

1.外用药

急性扭挫伤局部瘀肿者,可选用消瘀止痛膏、双柏散或消炎散等外敷;肿痛消退后,可用上肢损伤洗方,海桐皮汤煎水熏洗。

2.内服药

可按损伤早期和后期临床证候的不同辨证用药。

(1)瘀滞证:损伤早期,肘部疼痛,弥漫性肿胀、瘀斑。局部压痛,肘关节功能活动受限。舌暗红或有斑点,脉弦紧。治宜散瘀消肿,方用活血止痛汤。肿痛甚者,可加服田三七粉或七厘散;肘部肿痛灼热、口干苦者,可加金银花、蒲公英、天花粉。

(2)虚寒证:多见于后期,肘部酸胀疼痛,劳累后疼痛加重,畏寒喜温。舌质淡,苔薄白,脉沉细。治宜温经散寒、养血通络,方用当归四逆汤加减。气虚者,可加黄芪、人参、白术;关节活动不利者,可加伸筋草、海风藤、威灵仙。

(三)手术治疗

肘关节侧副韧带的损伤多见于尺侧副韧带的损伤,当尺侧副韧带完全断裂时,两断端之间存在裂隙,被动活动时肘外翻畸形明显,有时可见异常的侧向运动,甚至有小片撕脱骨折,此种情况宜采用手术治疗。如不行手术,必将形成瘢痕以维持肘关节侧向稳定性,常常会减慢肘关节功能恢复。手术修复侧副韧带取肘关节内侧切口,手术常需切断前臂屈肌抵止点,将屈肌翻开显露尺侧副韧带进行修补或重建。亦有学者主张从内上髁至尺骨结节 1 cm 之间劈开肌肉,显露尺侧副韧带进行修补。术后屈肘石膏托固定 2 周后,改用颈腕带悬吊 1~2 周。

第四章

下 肢 创 伤

第一节 骨盆骨折

骨盆骨折是现代创伤骨科中较为严重,同时也是较为重要的骨折,随着社会的发展,现代的高能量损伤越来越多,骨盆骨折的发生概率也逐年提高,其中交通伤、重物的砸伤和高处的坠落伤是主要的原因。往往骨盆骨折合并较为严重的内脏并发症和出血,危及患者的生命。

骨盆由髋骨、骶骨和尾骨组成。其中髋骨有髂骨、坐骨和耻骨组成。在出生时这3块骨之间为软骨性的连接,到16岁左右形成骨性的连接,而骨盆的髂嵴、髂前上棘、坐骨棘和坐骨结节等都有二次骨化中心,在15~30岁之间与骨盆相结合呈一个整体。髋骨的后面有一个耳状面与骶骨的耳状面相关节,两侧耻骨的上下支相互结合组成耻骨联合。所以可以说骨盆是左右髋骨和骶尾骨借骶髂关节面、耻骨联合和骶尾联合以及骶棘韧带、骶结节韧带连接的盆状的骨性结构。骨盆借界限可分为大骨盆和小骨盆,而这个界限是骶骨岬两侧的髂骨弓状线、耻骨梳和耻骨结节组成。骨盆的连接和稳定主要靠骶髂关节和耻骨联合,其中骶髂关节面凹凸不平,但是嵌合紧密,周围有骶前后韧带和骨间韧带加强,这些韧带构成类似吊桥的钢缆,将骶骨固定悬吊于两髂骨之间。骶骨上宽下窄呈倒三角嵌合于两髂骨之间,犹如拱形的石桥,在负重时更加牢固。在骨盆的前方两侧的耻骨借纤维状的耻骨联合软骨盘相连接,有耻骨上、耻骨前后韧带和耻骨弓状韧带加强。骶髂关节和耻骨联合将骨盆连接成环状,站立时躯体的重力经过骶骨和骶髂关节和髋臼的后部形成骶股弓,坐立时重力经过骶骨和骶髂关节至髂骨的后部坐骨的上支和坐骨结节,形成骶坐弓。两侧的耻骨和耻骨联合构成了约束弓,将骨盆的承重弓连接起来,形成一个闭合的三角系统,有利于应力的传导。盆腔内有膀胱、直肠、输尿管、前列腺,在女性有阴道和子宫。髂内动脉是盆腔和盆壁的主要的供应动脉,盆腔的血管丰富,动脉和静脉都有很丰富的交通支。骨盆的内部间隙宽大疏松,并与腹膜后间隙相通。盆腔主要的神经是骶神经丛和盆部的自主神经,其副交感神经支配膀胱、尿道、直肠的平滑肌和阴茎的勃起。骨盆骨折合并自主神经的损伤可引起尿潴留和勃起功能障碍。

一、病因病理与分类

我国早在古代就有许多的关于骨盆骨折的记载。在发生事故后由于强大的暴力,造成软组织损伤而致骨断筋伤,血脉断裂,血溢脉外,恶血阻滞气机,经脉运行受阻,不通则痛。如果太多的血溢脉外,由于气随血脱而致心阳暴脱,最终导致亡阴亡阳,阴阳离绝而死亡。根据暴力作用的方向和部位不同,造成的骨盆骨折也各有特点,临床上根据损伤的机制分为 4 种类型。

(一)侧方压缩型

外力从侧方挤压骨盆,使骨盆向内侧旋转,首先造成同侧或双侧的耻骨支骨折,或耻骨联合的重叠绞锁。半骨盆继续内旋使骶骨的前面压缩骨折,骶髂后韧带断裂,骶髂关节后部张开,骶髂关节内旋并半脱位,而骶髂前韧带完整,故骨盆有内旋位的不稳定,而无垂直方向的不稳定。因为骶髂后韧带非常坚强,往往在其附着的骶骨后部发生骨折,称为半月形骨折。由于骨盆的内旋,骨盆内的神经和血管没有受到大的牵拉,故出血较少。

(二)前后压缩型

骨盆受前后方向暴力的压缩,首先造成耻骨联合的分离,暴力继续作用使髂骨以骶髂关节为轴向外旋转分离,似翻书本样,故又称"开书样骨折"。一般耻骨联合分离小于 2.5 cm,骶髂韧带完整,若大于 2.5 cm,骶髂前韧带和骶棘韧带断裂而骶髂后韧带正常,故骶髂关节的前部向外旋转分离而无垂直纵向的移位。当骨盆强力的外旋使骶髂后韧带也发生断裂时,导致完全的半骨盆分离,此时骨盆极不稳定,可以在外力和肌肉收缩力的作用下发生垂直纵向移位。在骨盆外旋的同时盆内血管和神经受到牵拉而出血,同时腰骶的神经丛也可能发生损伤。

(三)垂直剪切型

往往由高处坠落或交通事故产生的剪切暴力所产生。特点是前方是耻骨的上下支骨折或是耻骨联合的分离,而后方是骶骨、骶髂关节和髂骨后部的纵向骨折或是脱位,往往有后上方的短缩移位,软组织的损伤严重,往往有骶棘韧带和骶结节韧带的损伤,常常合并盆腔脏器损伤和骨盆内的大出血。

(四)混合型

至少有两个方向的暴力起作用。如侧方挤压合并前后挤压伤或伴有纵向的剪切暴力,造成骨盆的多发性损伤及多方向移位。

早在 20 世纪 40 年代,Waterson-Jones 将骨盆环的损伤分为撕脱骨折、骨折脱位和骶骨骨折 3 个类型。此后出现了许多根据解剖分类的方法,但是目前最为大家接受的是 Tile 的分类的方法,其主要着眼于骨盆环的稳定,更利于骨盆骨折机制的分析,有利于理清思路。Tile 的改良分类将骨盆骨折分为 3 类。

1.A 型

A 型为稳定型,移位较轻,一般不波及骨盆环,又分为 3 个亚型。A1 型是指骨盆骨折不波及骨盆环,其包括髂前上棘、髂前下棘和坐骨结节的撕脱骨折。A2 型是指骨盆发生骨折而未波及骨盆环,或是骨盆环发生骨折但是无移位。耻、坐骨支可以为单侧或者是双侧的骨折(骑跨骨折),骨盆环是稳定的。A3 型是指骶尾骨的横断骨折,不波及骨盆环。可以为通过骶骨的横断的无移位的骨折,也可以为横断的有移位的骨折,或尾骨骨折。

2.B 型

B 型是旋转不稳而垂直方向稳定的骨折。这种类型骨折的基本特点是骨盆后方的主要稳定张力带保存完整。B1 型为开书型损伤,由外旋暴力所致造成耻骨联合的损伤,使骨盆向翻书一样张开,半侧的骨盆在外旋位不稳。当髂后上棘抵住骶骨的时候才停止外旋,后方的韧带保存完整,损伤可在两侧或单侧,如果耻骨联合分开的距离小于 2.5 cm,说明骶棘韧带和骶髂前韧带完整,仅仅是耻骨联合周围的韧带发生断裂。如果大于 2.5 cm,说明这两条韧带断裂。B2 型是指侧方挤压的内旋损伤。B2-1 型暴力作用于半侧的骨盆,主要通过大粗隆传导,压碎骶髂复合体,并且引起同侧前方结构的损伤。前方的耻骨上下支骨折,发生重叠,后方可以发生骶骨前方的压缩骨折,此种类型在垂直方向上是稳定的。B2-2 型是侧方挤压骨折,对侧型(桶柄样)。暴力造成骶髂复合体损伤和对侧骨盆的移位,前方的损伤可以是对侧的一个耻骨支断裂,或者是双侧的 4 个支断裂,或对侧的 2 个支断裂,也可以是耻骨联合的分离。B3 型是指双侧的 B1 或 B2 型。

3.C 型

C 型是旋转和垂直不稳,此种损伤可以再分为单侧的损伤(C1)和双侧的损伤(C2,C3)。半侧骨盆的向后移位大于 1 cm 或者是骶棘韧带从它的止点撕脱造成 L$_5$ 横突骨折是垂直方向不稳的依据。在单侧的损伤时,后方的损伤可以是髂骨纵向骨折、骶髂关节脱位、累及骶后孔的骶骨纵向骨折。

二、临床表现与诊断

(一)全身表现

由于致伤暴力强大,骨折疼痛剧烈出血较多,故患者表现为面色苍白,头晕恶心,心悸心慌,血压下降,表情冷漠等休克表现,如果合并颅脑和腹腔脏器损伤往往有昏迷,呼吸困难,发绀,腹部膨胀,腹膜刺激征等临床表现。

(二)局部表现

骨盆部位的软组织挫伤、裂伤或是开放性损伤,下腹部腹股沟区、大腿近端、会阴和阴囊部位肿胀和皮下血肿,均提示有骨盆骨折的可能。触压髂嵴、耻骨联合、耻骨支和骶髂关节部位有压痛或骨擦音。下肢因为疼痛而活动受限,被动活动下肢的时候疼痛加剧。无下肢损伤的出现下肢不等长或者是下肢旋转畸形时则高度提示有骨盆的损伤。

(三)特殊的检查

1.骨盆分离和挤压试验

两手分别置于髂前上棘处,向后外推压髂骨翼,或是向前内挤压髂骨翼,出现疼痛则为阳性,说明骨盆骨折,骨盆环被破坏。

2.“4”字试验

一侧的下肢屈髋屈膝外展外旋,将踝关节的外侧置于对侧大腿的下端前面,呈现“4”字状,向下按压屈曲的膝关节,疼痛加重说明骶髂关节损伤。

3.脐棘距

脐棘距是指肚脐和两侧髂前上棘之间的距离,如果一侧的脐棘距缩短说明该侧骶髂关节错位上移。

4.直肠指诊

该检查应当作为骨盆骨折的常规检查,如果出现指套的血迹、直肠前面饱满、可以触及骨擦音或突出的骨折断,说明骨盆骨折损伤到了直肠。

5.导尿试验

对于有耻骨支和耻骨联合部位损伤的患者,应该常规作导尿检查。如果导尿管无法插入而肛门指诊发现前列腺移位则为尿道的完全断裂。

6.阴道检查

可以发现阴道撕裂的部位和程度,对于有泌尿生殖道和下消化道损伤的骨盆骨折,应视为开放性的骨盆骨折,而不能混同于一般的闭合性骨盆骨折。

(四)影像学检查

X线检查是诊断骨盆骨折的主要方法。对于高能量损伤、多发性损伤的患者,应常规投照骨盆正侧位片,90%的骨盆骨折可以从前后位片子上就可以发现。对于怀疑的隐匿性骨折可以加拍其他位置上的片子,以便于明确诊断。在阅片时要注意髂骨有无旋转,双侧骶髂关节的间隙是否对称,观察骶孔的变化,闭孔的形状是否是双侧对称,耻骨联合处的分离等。侧方挤压性骨折骨盆压缩变形,骨盆向健侧旋转,骨折端重叠,伤侧的髂骨内旋,髂骨翼的影像变窄,闭孔变大,耻骨联合或耻骨支骨折重叠移位。前后压缩型则表现为骨盆张开,伤侧的髋骨外展外旋,髂骨翼影变宽,闭孔变小,耻骨联合或耻骨支断裂分离,髂骨和骶骨的影像重合,坐骨结节异常隆起,股骨外旋小粗隆影像变大,严重者半侧的骨盆向上移位。垂直剪切型,伤侧的骨盆向上移位,耻骨联合和骶髂关节纵向分离,或髂骨骶骨的纵形骨折,无髂骨翼的扭转变形。CT扫描对于判断骶髂关节脱位的类型和程度、骶骨骨折和骨盆的旋转移位有独到的优势,应用螺旋CT的三维重建技术可以直接观察到骨折部位和其周围组织的联系,还可以模拟复位和内固定安放的位置和方向,有极高的应用价值。数字减影技术对于骨盆骨折并发大的血管损伤特别适用,可以发现并且同时栓塞出血点,既可以发现出血的部位,又可以栓塞止血。

三、治疗

中医治疗骨盆骨折有其独特的优势,当出现休克时可内服独参汤加附子炮姜,同时冲服三七粉或云南白药。局部肿胀疼痛严重,应活血化瘀消肿止痛,或用复元活血汤;如伤后气滞腹胀,大便不通,应活血化瘀、理气止痛,可以用顺气活血汤。

(一)早期救治

及时合理的救治是减轻患者痛苦,控制出血,预防继发的血管神经损伤和休克的首要环节,应尽量一次性完成对患者的处理,避免过多的搬运和检查,防止对骨折、血管和神经的干扰损伤,禁止在患者有血流动力学不稳定的时候,为了影像学检查而搬动患者,以免诱发或加重休克。

1.紧急复位骨盆外固定

由于骨折处和骨盆内的静脉损伤是出血的主要部位,在急诊时紧急复位并固定不稳定的骨盆,可以减少骨折端的错动,明显减轻疼痛,减少骨盆的容积有助于压迫止血,是控制出血最有效的也是最迅速的方法。应根据骨折的不同类型而采取不同的复位方法。开书型损伤应将髂骨翼由外向内侧挤压,侧方挤压型则应将髂骨翼由内向外推挤,垂直剪力伤可以通过下肢的牵引向远端推挤髂骨而得到部分的纠正。复位后通过打入髂骨翼钉利用外固定架加以固定,这种外固定架既可以向内挤压又可以向外撑开,控制旋转移位,虽然不能固定骨盆的后环,但可以维持复苏时的稳定,开书型的损伤也可用骨盆兜固定。另外,在复苏时应用抗休克裤,其包括3个可以充气的气囊,分别盘绕腹部骨盆和两个下肢,按照先下肢后腹部的充气顺序将气体充至5.3 kPa(40 mmHg)时,气囊可以对相应的部位施加压力,这样既可以减少骨盆出血抗休克,又可增加心脑等重要脏器的血供。

2.手法复位和固定

根据不同类型骨折采取不同的复位手法。由于患者疼痛较重不容易翻身,故应该在仰卧位时进行复位,对于不影响骨盆环稳定的耻骨支、坐骨支和髂骨翼的骨折,一般不需要整复,仅仅需要卧床2~3周就可以下地活动了。骶尾部的骨折可以不用固定,仰卧位用气垫保护4~5周即可。

(1)前后压缩型损伤:由于该类损伤没有垂直方向的不稳,故不需要牵引,自外上向内下推挤髂骨翼,使外旋的骨盆内聚复位。复位后用骨盆兜悬吊固定。骨盆兜用帆布制成,长度以能盘绕骨盆和臀部,宽度上到髂骨翼下到股骨大粗隆。悬吊的重量以臀部离开床面2~3 cm为宜,由于骨盆兜利用身体重量产生持续的内聚力量,故维持复位的效果较好。也可以采用多头带将骨盆由后向前由外向内兜起,两端的布条在骨盆的前面打结。固定的松紧以骨折端相互接触,骶髂关节前面的间隙消失为好,过松则复位不良,过紧则会导致骨盆的狭窄,悬吊固定的时间为4~5周。

(2)侧方压缩型损伤:复位的手法与前后压缩型的相反,术者双手由内向外按压髂骨翼,以纠正骨盆的内翻移位,同时使用外固定器将骨盆向外撑开,维持复位,固定的时间为4~5周。该类损伤禁用骨盆兜或悬吊牵引,其内聚力量可使骨盆骨折重新移位。

(3)垂直剪力损伤:单纯的垂直剪力损伤可以采用股骨髁上或胫骨结节骨牵引,同时用手由背侧向前下推髂后上棘以纠正骶髂关节向上的脱位。如果合并骶髂关节的内旋或是外旋移位,可以同时向外或向内推挤髂骨翼加以复位,并应用外固定架以获得较为可靠的持续固定。虽然外固定架对于骨盆后环的骨折固定不太理想,不能完全控制垂直不稳,但稳定骨盆前环,与下肢骨牵引结合应用可以获得有效固定,是治疗复合型骨盆损伤的有效方法。在应用骨牵引时应该注意以下几点:牵引的重量应为体重的1/5~1/7并且6周内不能减轻重量;牵引的时间应该较长,8~12周,减重过早或是牵引的重量不够是引起复位不良的主要原因;可以抬高床尾15~20 cm,利用身体重量进行反牵引,以防身体随牵引重量下移后脚抵床帮使牵引失效;在牵引的第1~3天应拍X线片观察复位情况,并以此为依据调整牵引重量和方向。

(二)手术治疗

手术切开复位内固定可以迅速稳定骨盆,主要适用于骶髂关节分离超过1 cm和耻骨联合分离超过2.5 cm的垂直不稳性的骨折。主要根据骶髂关节脱位和其周围骨折情况选择手术入路和固定方法。前侧的髂腹股沟入路可在腹膜外顺利显露髂骨和骶髂关节,需用2块重建钢板呈一定角度进行固定,而不能使这2块钢板平行排列。前路手术的优点是显露清晰、创伤小,而增加了对盆腔的干扰,使已凝固阻塞的血管再次出血,就是其主要缺点,因此前路手术应在伤后一周左右出血凝固后进行为宜。后路用拉力螺钉或骶骨棒固定骨盆后环,固定直接而可靠,但有造成骶后区皮肤坏死风险,使其应用受到限制。耻骨联合分离采用下腹部耻骨联合上弧形切口,加压钢板或重建钢板固定。

(三)外固定器固定

外固定器有针、针夹和连接杆构成。在髂前上棘后方的3~5 cm和6~10 cm处的髂嵴局麻后,经皮在髂骨内外板之间用4~5 mm的螺纹钉钻入4~5 cm,用针夹把持住针尾,再用连接杆将两端的针夹连成一体。在牵引和手法复位后,拧紧外固定器的固定旋钮,保持固定作用。外固定器的固定简单,对于旋转的移位有可靠的纠正能力,最适合于急诊应用,能稳定骨折,减少骨盆的容量和控制出血,是急诊处理骨盆骨折最可靠的方法之一。由于缺乏纠正垂直移位的能力,对于垂直剪切的损伤,需要配合牵引治疗。应用时应当注意几点:①进针的部位要准确,进针的角度要根据髂骨内外板的方向,保持钢针与身体的矢状面成15°~20°角,向内向下指向髋臼,深度要合适,以防针尖穿出或固定不牢,在X线下的定位或C形臂监视下较为安全,在透视下或是X线片证实位置好后才可以拧紧连杆;②在固定期间要定期拍片,以防螺杆松动,并且要及时用酒精消毒皮肤,防止针道的感染。

第二节　股骨干骨折

股骨干是指股骨小转子下 2～5 cm 到股骨髁上 2～4 cm 的部分。股骨干骨折约占全身骨折的 6%。男多于女,约 2.8：1,患者以 10 岁以下儿童最多,约占股骨干骨折的 50%。随着近年来交通事故的增多,股骨干骨折的发病比例呈上升趋势,男多于女。骨折往往复杂,且合并伤较多,给治疗增加了很大的难度。

一、病因病理与分类

股骨干骨折多见于儿童和青壮年。以股骨干中部骨折较多发。直接暴力和间接暴力均可造成骨折。碰撞、挤压、打击等直接暴力所致者,多为横形、粉碎性骨折。而扭转、摔倒、杠杆作用等间接暴力所致者,多为斜形、螺旋形骨折。除青枝骨折外,股骨干骨折均为不稳定性骨折。

(一)骨折的典型移位

骨折发生后受暴力作用,肌肉收缩和下肢重力作用,不同部位可发生不同方向的移位趋势。

1.上 1/3 骨折

近端受髂腰肌和臀中、小肌及外旋肌的牵拉而产生屈曲、外展及外旋倾向,远端则因内收肌群的作用而产生向后、上、内移位。

2.中 1/3 骨折

除重叠外,移位规律不典型,多数骨折近折端呈外展、屈曲倾向,远折端因内收肌的作用,下方向内上方移位,使两骨折端向前外成角。

3.下 1/3 骨折

由于膝后方关节囊及腓肠肌的牵拉,将远端拉向后方,其锐利的骨折端可刺伤腘动、静脉,而骨折近端内收向前移位。

(二)根据骨折线的形状

1.横形骨折

骨折线为横行,大多由直接暴力造成。

2.斜形骨折

骨折线为斜行,大多由间接暴力造成。

3.螺旋形骨折

骨折线为螺旋形,多由强大的旋转暴力造成。

4.粉碎性骨折

骨折片在 3 块以上,多由直接暴力造成。

5.青枝骨折

因骨膜厚,骨质韧性较大,断端一侧皮质未完全断裂。多见于小儿。

造成股骨干骨折常需较强大的暴力,骨折后断端移位明显,软组织损伤严重。临床上应注意,成人股骨干骨折内出血 500～1 000 mL,出血较多,加上创伤后剧烈疼痛刺激,特别是多发性骨折、多段骨折,更易早期出现休克;有挤压伤者,应注意是否有挤压综合征的发生。下 1/3 骨折时,注意检查是否有腘动、静脉损伤,应密切观察病情,以免贻误治疗。

二、临床表现与诊断

股骨干骨折多有明确的外伤史,如车祸、高处坠落、重物直接打击等。伤后局部疼痛、肿胀明显,可出现短缩、成角畸形,患肢功能活动完全丧失,可触及骨擦感和异常活动,但儿童青枝骨折除外。下 1/3 骨折时,应注意足背动脉及胫后动脉搏动情况,如出现动脉搏动减弱或消失,末梢循环障碍,后方血肿形成,应疑为腘动、静脉损伤,应急诊手术探查。严重挤压伤、粉碎性骨折或多发性骨折患者,应注意挤压综合征和脂肪栓塞的发生。轻微外力造成的骨折,应考虑到病理性骨折。

X 线片检查可以明确骨折部位及移位情况。上 1/3 骨折时,X 线检查应包括髋关节;下 1/3 骨折时,X 线检查应包括膝关节;怀疑髋关节脱位患者,应加拍髋关节正位及侧位 X 线片,以明确诊断。

三、治疗

(一)急救处理

股骨干骨折的治疗,应开始于急救处理阶段。一般患者完全丧失站立或行走能力,由于下肢长而重,杠杆作用大,不适当的搬运可引起更多的软组织损伤。因此,合理地就地固定患肢,是非常重要的。患者如无休克、颅脑损伤或胸、腹部损伤时,应先给予止痛剂,禁止在现场做不必要的检查。最简单的方法是将患肢与健肢用布条或绷带绑在一起,如有合适的木板,可在患肢的内外侧各放一块,内抵会阴部,外超骨盆平面,布条或绷带绑住固定,固定时下肢应略加牵引,这样可以部分复位并减轻疼痛。

(二)非手术治疗

1.新鲜儿童股骨干骨折的治疗

儿童股骨干骨折由于愈合快,自行塑形能力强,有些移位、成角均可自行矫正。采用牵引和外固定治疗,不易引起关节僵硬,故多采用保守治疗。儿童股骨干骨折的另一重要特点是,常因骨折的刺激引起肢体过度生长,其可能的原因是由于在骨折后临近骨骺的侧支血液供给增多之故。至伤后 2 年,骨折线愈合,骨痂重新吸收,血管刺激停止,生长即恢复正常。

根据以上儿童股骨干骨折的特点,骨折在维持对线的情况下,短缩不超过 2 cm,无旋转畸形,均被认为达到功能复位要求。尽量不采用手术治疗。

(1)青枝骨折和无移位的稳定性骨折,无须整复,以小夹板固定即可。对移位较多或轻度成角畸形者,可采用手法复位,矫正畸形,并行小夹板固定。对无移位或移位较少的新生儿产伤骨折,将患肢用小夹板或圆形纸板固定2~3周。

(2)3 岁以下儿童可采用布赖恩特牵引,亦称过头牵引,这是一种传统的治疗方法,利用皮肤牵引达到治疗效果。选用合适长度的胶布粘贴,自骨折水平面或以上 1 cm 处开始,下到足底1 cm左右的扩张板上,用绳索连接后,再通过两滑轮,加上牵引所需重量。下肢突起部位如腓骨头、内外踝部应加垫,以避免局部压迫,引起溃破、疼痛和神经麻痹,最后用绷带松紧适度的缠绕下肢,以防胶布滑脱。牵引重量为双下肢同时牵引时,患儿臀部悬空,距离床面 1~2 cm 为度。患儿大腿可行夹板固定。为防止骨折向外成角,可使患儿面向健侧躺卧。牵引期间应定期拍X线片,观察骨折对位情况,密切观察患肢血运及活动。牵引 3~4 周后,根据 X 线片显示骨愈合情况,去掉牵引。儿童股骨横断骨折,常不能完全牵开而呈重叠愈合。开始虽然患肢短缩,但因骨折愈合期,血运活跃患骨生长加快,约 1 年余双下肢可等长。

(3)3~14 岁儿童移位骨折,可在水平牵引下施以手法复位、小夹板固定;骨牵引可行胫骨结节或股骨髁上牵引;皮牵引用胶布贴于患肢内、外两侧,再用螺旋绷带包住,患肢放于垫枕上,牵引重量为 2~3 kg,如骨折断端重叠未能牵开,可行 2 层螺旋绷带中间夹 1 层胶布的缠包方法,再加大牵引重量。在皮肤或骨牵引完成后,患儿仰卧,一助手固定骨盆,另一助手使伤侧髋半屈曲位拔伸牵引,术者双手用端、挤、提、按手法进行整复,然后行小夹板固定。注意调整牵引针方向、重量及肢体位置以防成角畸形;小夹板固定也应注意松紧适度,并应随时进行调整。4~6 周行 X 线片复查,观察骨折愈合情况。如愈合良好,可去牵引,行功能锻炼。

2.成人股骨干骨折的治疗

无移位的稳定骨折,无须整复,只要固定即可。有移位的骨折,可根据受伤部位不同而行股骨髁上或胫骨结节骨牵引,并手法复位夹板固定。对股骨上及中 1/3 骨折,可选用胫骨结节牵引;下 1/3 骨折,可选用胫骨结节或股骨髁上牵引。股骨中段骨折时,患肢伸直位牵引;股骨下段骨折时,患膝屈曲 90°牵引。牵引过程中,应注意膝关节活动及控制远端旋转;经常测量下肢长度及骨折的轴线;复位中,要求无重叠,无成角,侧方移位不大于 1/2 直径,无旋转错位。手法复位前先行穿针,后整复骨折。股骨上段骨折,需一助手固定骨盆,另一助手一手握踝,一肘挎腘窝,膝关节屈曲 90°,髋关节半屈曲位向上提拉,并使股骨远端外旋;术者根据不同部位骨折的移位情况,采用推、按、扳、提手法,纠正骨折的旋转、成角及侧方移位,然后固定。

治疗期间,第 2 天即开始练习股四头肌收缩及踝关节活动,第 2 周开始练习抬臀,第 3 周两手提吊环,健足踩在床上,收腹,抬臀,使身体、大、小腿成一直线,加大髋膝活动范围。从第 4 周开始可扶床架练站立。X 线片检查示骨折临床愈合后,可去牵引后逐渐扶拐行走,直至 X 线片检查骨折愈合为止。

(三)切开复位内固定

成人股骨干骨折后,由于肌肉的牵拉,往往移位严重,保守治疗难以达到满意的效果,因此须采用手术切开复位内固定,以恢复正常的解剖关系。切开复位内固定的适应证为:用手法或牵引不能达到整复要求的骨折;严重开放性骨折,受伤时间短,尚未出现感染迹象者;合并神经血管损伤的骨折;多发性骨折。常用的内固定有钢板螺丝钉内固定和髓内针固定。自 20 世纪 60 年代以来,瑞士 AO 学组的外科医师对所有的股骨干骨折采用髓内固定或钢板螺丝钉内固定。AO 加压钢板内固定的基本原则是:①无创技术,保存骨折端血运,内固定放于骨膜外,慎重保留软组织;②解剖复位;③张力侧钢板固定。AO 学者利用特制的内固定器材,使骨折断端间产生加压作用,使骨折获得一期愈合,早期功能活动,恢复肢体正常功能。但加压钢板内固定易发生一定的并发症,常见的有钢板疲劳断裂、钢板下骨质萎缩、感染。髓内针内固定早在 20 世纪 40 年代就由 Küntscher 介绍闭合髓内钉技术。第二次世界大战以后,由于开放式髓内钉固定的出现和广泛应用,对于无并发症的青年髓腔最狭窄非粉碎骨折,髓内钉成为股骨干骨折的最终治疗。随着手术技术的完善,特别是影像器的应用,髓内钉固定技术得到更好的临床应用。

1.**切开复位加压钢板螺丝钉内固定**

AO方法自20世纪60年代起逐渐普及,可分为加压器钢板和自身加压钢板两种。主要适应于股骨干上、中、下1/3横形骨折、短斜形骨折。手术在侧位进行,大腿后外侧切口,在外侧肌间隔前显露股骨干外侧面,推开骨膜后,钢板上在股骨干外侧。

股骨干骨折内固定选择后外侧切口的优点是,由前肌群与后肌群之间隙进入,不损伤肌肉,内固定物置于股骨外侧,可避免膝上方前面股四头肌与股骨之间的滑动机构发生粘连。术后患者卧位2~3周,逐渐扶拐下地,练习下肢关节活动,待骨折愈合后,方能完全离拐行走。

2.**切开复位梅花形髓内针内固定**

主要适应证:①股骨干上、中1/3横形及短斜形,蝶形骨折或陈旧粉碎骨折;②股骨多段骨折;③股骨中上、上1/3陈旧骨折、延迟愈合或不愈合;④股骨上中1/3骨折,并发大腿神经、血管损伤,需修复者;⑤多发骨折(包括股骨骨折)或多发伤,如胸或腹部广泛烧伤需经常变换体位,不能应用牵引者。长斜形及螺旋形骨折应视为相对禁忌证。

髓内针的选择:测量健肢股骨大转子尖至髌骨上缘,为其长度。在标准X线片中,测髓腔最狭窄部位的横径,减去10%,即为所用髓针的粗细(直径),或在术前把选好的髓内针用胶布贴在大腿外侧,进行X线摄片(股骨全长)。髓针的长度粗细与髓腔进行对照,髓内针的长度应自股骨髁间窝上1 cm,至股骨大转子上2 cm,其粗细能通过髓腔最狭窄部位为准。手术方法可采用逆行髓内穿针法和顺行髓内穿针法。如为陈旧骨折,把植骨材料如碎骨条放在骨折端的周围。近年来梅花形髓内针由于在固定中的强度欠佳,抗旋转力较差,临床上已较少使用。

3.**闭合髓内针内固定**

适应证:①股骨上及中1/3的横形、短斜形骨折,有蝶形骨片或轻度粉碎性骨折;②多发骨折。

术前先行骨牵引,重量为体重的1/6,以维持股骨的力线及长度,根据患者全身情况,约在伤后3~10天内手术。髓内针长度及粗细的选择同逆行髓内针者。患者体位分为侧卧位及平卧位两种。侧卧位:患者健侧卧于骨折牵引台上,健肢伸直位,固定在足架上,患肢髋屈曲80°~90°,内收20°~30°中立位。对双下肢进行牵引,直到骨折端分离,在X线电视引导下,施手法进行复位。平卧位:患者平卧于骨折手术台上,两腿分开,插入会阴棒,阻挡会阴。躯干略向健侧倾斜,患肢内收 20°～30°中立位,固定于足架上。这样可使大转子充分暴露,尽量向患侧突出。健肢外展、下垂或屈曲位,以不影响使用 C 形臂 X 线机透视患肢侧位为准。对患肢施以牵引,直到骨折断端分离,在透视下使骨折复位或至少在同一平面上得到复位。

术后一般不需外固定,48～72 小时除去引流。术后 7～10 天,可逐步扶拐下地活动。

此法创伤较小、膝关节功能恢复较快、不必输血,是值得选用的。但是,需要 C 形臂 X 线电视设备。骨折 2 周以上影响复位者,不宜选用此法。

4.带锁髓内针内固定

适用于股骨干上、中、下段横形、斜形或粉碎性骨折。现临床上应用较多。其优点在于通过远近端栓钉有效控制旋转,克服了髓内针旋转控制不好的情况,扩大了应用范围。全程应在 C 形臂 X 线透视下进行。闭合带锁髓内针手术操作时应利用骨折复位床,将骨折复位;开放带锁髓内针在髓内针内固定的基础上,进行近端和远端栓钉固定。术中应扩大髓腔,根据骨折情况,可行动力固定或静力固定。

(四)药物治疗

股骨干骨折多见于儿童和青壮年,骨折早期,创伤严重,失血较多,应把保全生命放在第一位。同时要细心观察局部和全身情况,运用中药治疗,按骨折三期用药原则处理,辨证用药,正确处理扶正与祛邪的关系,以维持机体的动态平衡。下面介绍股骨干骨折临床上常见的几种证型的辨证用药。

1.气血虚弱证

股骨干骨折早期,创伤严重,失血较多,气随血耗,气虚则血无所统。患者面色苍白,四肢发凉,心烦口渴,冷汗自出,神疲眩晕,脉细数无力,为失血后气血虚衰,亡阴亡阳之危症。治宜补气摄血,使"散者收之","损者益之",方用独参汤,有益气统血固脱作用。危症急救时,应结合输血、补液疗法。

2.瘀阻经脉证

骨折早期,患肢局部肿胀、疼痛、压痛明显,骨折断端易再移位,筋脉反复受损,瘀血滞留于经脉,使经脉受阻。治宜活血祛瘀,行气消肿止痛,方用桃红四物汤加云苓、泽泻、枳实、厚朴、大黄、丹参、乳香、没药、枳壳、牛膝等,使留滞之瘀血和气血结滞疏通。中成药可选用复方丹参片、三七片、三七胶囊等。

3.脾胃虚弱证

脾主四肢肌肉,脾胃为后天之本,气血生化之源。骨折后,患者卧床时间长,纳食差,脾胃虚弱,气血亏损。治宜健脾益胃,方用健脾养胃汤,以促进脾胃消化功能,有利于气血生成。

4.肝肾不足证

适用于肝肾亏损,筋骨萎弱者,或骨折后期,筋骨虽续,但肝肾已虚,或骨折愈合迟缓,骨质疏松,筋骨萎软,肢体功能未恢复者。治宜补益肝肾法,常用方剂有壮筋养血汤、生血补髓汤、六味地黄丸、金匮肾气丸、健步虎潜丸等。

第三节 股骨髁骨折

股骨髁骨折,又称股骨髁间骨折,为关节内骨折,多见于青年男性。股骨髁部是股骨下端膨大处,分为内髁及外髁,其间为髁间窝。与胫骨平台形成关节,其前方与髌骨形成髌股关节。后方为腘窝,有腘动脉、腘静脉、胫神经、腓总神经等重要组织。周围有前后交叉韧带、内外侧副韧带及大腿和小腿重要肌肉的附着点。其解剖结构复杂,并发症多,复位要求高,其治疗效果常常不理想。

一、病因病理与分类

股骨髁骨折可由直接或间接暴力引起。由于股骨髁解剖上的薄弱点在髁间窝,直接暴力可经髌骨将应力转变为造成单髁和双髁骨折的楔形力。间接暴力在伸膝位可造成单髁和双髁劈裂骨折,屈膝位易造成单一的后髁骨折。

按骨折的髁及骨折线的走行方向,可分为两大类:①股骨单髁骨折,又可分为3型:矢状位骨折、冠状位骨折和混合性骨折;②股骨髁间骨折,又可分为4型:轻度移位、股骨髁向内移位、股骨髁向外移位及合并股骨髁上和股骨干骨折移位。

二、临床表现与诊断

伤后膝关节畸形、肿胀明显,功能活动受限,有骨擦音、异常活动。注意检查肢体远端的血运、运动及感觉情况,以除外合并神经血管损伤。摄膝关节X线片,以明确骨折类型及移位情况。

三、治疗

治疗的目的是恢复股骨髁部的解剖对位、关节面的平整和下肢正常的力线。尽快清除膝关节内血肿,防止关节粘连,尽早进行膝关节功能锻炼,使关节面在愈合过程中磨合,防止出现创伤性关节炎。

(一)非手术治疗

1.超膝关节夹板固定

股骨髁骨折移位不明显、关节面基本平整者,可用超膝关节夹板固定。对膝部血肿应尽早处理,可用注射器抽出并加压包扎。

2.超膝关节夹板固定加胫骨结节牵引

对骨折块完整有移位者,用手法整复后可达到解剖复位,关节面基本平整,亦可用超膝关节夹板固定加胫骨结节牵引。在牵引下,术者以双手掌挤压股骨内外髁,使分离的内外髁骨折块复位。以超膝关节夹板固定,小腿置于牵引架上,膝关节屈曲45°位,使腓肠肌松弛。行股四头肌功能锻炼,6周后解除牵引,继续超膝关节夹板固定。

3.药物治疗

早期宜活血祛瘀,消肿止痛,可用桃红四物汤加泽泻、车前子、延胡索、草薢、牛膝;中期肿胀已消,瘀血未尽,宜调和营血、祛瘀生新,用和营止痛汤;后期宜补肾壮筋,用补肾壮筋汤治疗。解除超膝关节夹板固定后,可用下肢洗药熏洗。

4.功能锻炼

早期行股四头肌舒缩锻炼和足踝的活动,解除超膝关节夹板固定后,可逐步练习膝关节屈曲活动。练习扶拐不负重行走。骨折愈合坚固后,再练习弃拐行走。

(二)手术治疗

对骨折移位明显手法复位不理想者、合并神经血管损伤、韧带损伤、开放骨折的年轻患者可行切开复位内固定术。

切开复位内固定术:复位后,股骨单髁骨折可用松质骨钉,骨质疏松者可用"T"形钢板。股骨髁间骨折可用动力髁钢板或"T"形支持钢板固定。必要时应植骨。由于髓内钉在理论上比钢板更接近生物学固定,目前顺行或逆行交锁髓内钉固定,尤其是关节镜监视下逆行交锁髓内钉固定更具有一定优势。

第四节 踝关节骨折

踝部骨折是最常见的关节内骨折。踝关节是屈戍关节,站立时,全身重量都落在踝关节的上面,负重最大,在日常生活中走路、跳跃等活动,主要是依靠踝关节的背伸、跖屈活动。因此,处理踝部损伤时,无论骨折、脱位或韧带损伤,都必须考虑到踝关节的这两种功能,既要稳固的负重,又要灵便的活动。偏废一方,都会影响关节的功能恢复。

一、病因病理与分类

踝部骨折可因外力作用的方向、大小和肢体受伤时所处位置的不同,造成各种不同类型的骨折,各种不同程度的韧带损伤和不同方向的关节脱位。尤以从高处坠下,下楼梯,下斜坡及走崎岖不平的道路,更易引起踝关节损伤。直接暴力如挤压等亦可引起踝部骨折、脱位。踝部损伤原因复杂,类型很多。韧带损伤、骨折、脱位可单独或同时发生。根据受伤姿势可有内翻、外翻、外旋、纵向挤压、侧方挤压、跖屈和背伸等多种暴力。其中,内翻、外翻、外旋又按其损伤程度分为3度。以内翻损伤多见,外翻损伤次之,外旋又次之。

(一)内翻骨折

发生在足强力内翻时,如由高处落下,足外缘首先着地;或小腿内下方受暴力直接打击;或步行在不平的路面上,足底内侧踩在凸处使足突然内翻。骨折可分为3度。

1.一度骨折

外侧韧带部分断裂是最常见的踝部内翻扭伤。典型的一度内翻骨折是距骨与足强力向内侧撞击,使内踝骨折,骨折自胫骨下端关节面与内踝根部接壤处折裂,骨折线向上、向外,几呈垂直,为较常见的内翻单踝骨折。或者表现为外踝尖端小块骨质单独被撕脱。直至整个外踝的关节面被横拉断,但比较少见。

2.二度骨折

如暴力较大,内踝部受挤压、外踝部受牵拉而同时发生骨折,此为双踝骨折。有时合并距骨向内脱位,或合并腓侧副韧带及下胫腓韧带撕裂。

3.三度骨折

暴力继续加大,则偶尔可见胫骨后缘(后踝)骨折,距骨向内、后脱位。此为三踝骨折。

(二)外翻骨折

由足强力外翻所致,如由高处落下时,足外翻位着地,或小腿外侧下方受暴力直接打击。

1.一度骨折

暴力无作用于内侧韧带。因为此韧带比较坚强不易被撕断,遂将内踝撕脱,同时,亦可将三角韧带撕裂。骨折线往往为横断,与胫骨下关节面相平,骨折移位不多。此为单踝骨折。

2.二度骨折

若暴力继续作用,发生内踝撕脱的同时,距骨体挤迫外踝,迫使外踝发生斜行骨折,折线多呈矢状,为双踝骨折。双踝连同距骨都有不同程度的向外侧移位。如下胫腓韧带断裂或韧带附在胫骨处发生撕脱,则下胫腓联合分离。骨折可发生在下胫腓联合以上或以下。

3.三度骨折

偶尔可因伴有距骨撞击胫骨下关节面后缘,造成三踝骨折。距骨向外、后脱位。

(三)外旋骨折

外旋骨折,发生在小腿不动,足强力外旋;或足着地不动,小腿强力内旋。此种情况,可以是从高处跳下或平地急速转动躯干时肢体运动不协调,一般下胫腓联合韧带强度超过外踝骨质,故当距骨体的前外侧挤压外踝时,迫使外踝外旋、后移,造成一系列变化。

1.一度骨折

腓骨下方斜行或螺旋骨折。骨折线由下胫腓关节下面前侧开始,向上、后斜行延伸,骨折面为冠状。骨折移位不多或无移位时 X 线片见骨折端前后重叠,仅在侧位片上可观察到由前下至后上的斜行骨折线。有移位时,外踝骨折块向外、向后并向外旋转。若当外踝被距骨挤压时,下胫腓联合韧带先断裂。则外踝骨折发生在下胫腓联合以上,腓骨最脆弱处。此为单踝骨折。

2.二度骨折

如暴力继续作用,则将内踝从中部撕脱。若内踝未骨折,则内踝韧带断裂。此为双踝骨折,距骨向外侧微脱位。

3.三度骨折

暴力继续再作用,因内侧韧带的牵制作用消失,距骨向外侧及外旋移位。可将胫骨后缘撞击骨折,造成三踝骨折。此时,距骨向外,后方移位、脱出。

(四)纵向挤压骨折

由高处坠地足底落地或踝关节急骤过度背伸或跖屈所致。骨折可呈撕脱、粉碎的"T"形或"Y"形骨折。

(五)侧向挤压骨折

内、外踝被夹于两重物之间。多造成双踝粉碎骨折,伴有不同程度的皮肤挫伤,骨折多无移位。在上述暴力作用时,若踝关节处于跖屈位,则距骨向后撞击胫骨后踝,引起三踝骨折并向后脱位;若此时踝关节处于背伸位,可引起胫骨前唇骨折。

二、临床表现与诊断

伤后局部疼痛、瘀肿、压痛和翻转畸形,功能障碍,可扪及骨擦音。外翻骨折时,足外翻畸形。内翻骨折时,足内翻畸形,距骨脱位时,随不同脱位方向而可扪及脱出的距骨,则畸形更加明显。并有踝关节横径增大,踝关节正侧位 X 线片可显示骨折脱位程度和损伤类型,可从病史、受伤外力、X 线片骨折线的走向。分析骨折脱位发生的机制,结合局部体征及临床检查情况考虑,将有助于正确的复位和固定。根据受伤史、临床表现和 X 线片检查,可作出诊断。

三、治疗

踝关节面比髋、膝关节面小,但其负重要求却比较高。无移位骨折仅将踝关节固定在背伸 90°中立位 3～4 周。大多数骨折通过手法复位加夹板固定治疗而获得满意效果。内外踝骨折,闭合复位不满意时,可在内踝处作切开复位内固定,然后用手法整复外踝骨折,此时,内踝因已作内固定而较稳定,外踝较易整复成功。当踝部骨折是由距骨移位所致者,远端骨折块多与距骨保持联系,随距骨的脱位而移位。整复时只要距骨脱位得以整复,胫距关节面恢复正常,则骨折亦随之复位。三踝骨折时,应先整复内、外踝,再整复后踝。如有重叠、旋转、侧方移位及成角,先整复矫正重叠、旋转和侧移位,再矫正成角。踝部骨折处有软组织嵌入或合并胫腓联合韧带分离,或后踝骨折超过 1/3 关节面而闭合复位未满意者,需切开复位内固定。伤后 1～2 个月的陈旧性踝部骨折,尚可切开复位内固定;若时间太长,骨折又畸形愈合,切开亦不易获得满意复位,此时可采用中药熏洗,加强功能锻炼,促进功能恢复;若日后伤者无明显痛苦与不便,则可任其自然,不必强求复位;若创伤性关节炎已形成,应考虑作踝关节融合术。

(一)非手术治疗

1.复位手法

施行复位手法时,应遵循这样一个原则:按暴力作用相反的方向进行复位和固定。元代危亦林已提出牵引反向复位法。他在《世医得效方·正骨兼金镞科》中介绍:"或骨突出在内,用手正从骨头拽归外;或骨突向外,须用力拽归内"。根据历代医家经验,复位具体手法如下:采用硬膜外或坐骨神经阻滞麻醉。患者平卧,屈膝 90°,一助手站于患肢外侧,用肘部套住患肢腘窝,另手抱于膝部向上牵拉。另一助手站于患肢远端,一手握前足,一手托足跟。行纵向牵引,并使足略跖屈,循原来骨折移位方向徐徐牵引。牵引不可用力过猛,以防加重韧带损伤。内翻骨折使踝部内翻,外翻骨折使踝部外翻,无内、外翻畸形时,即两踝各向内、外侧方移位者,则垂直牵引。如有下胫腓关节分离者,可在内、外踝部加以对向合挤。待重叠及向上移位的骨折远端牵下后,术者用拇指由骨折线分别向上、下轻轻推挤内、外两踝,以解脱嵌入骨折裂隙内的韧带或骨膜。尤其是内踝中部骨折,多有内侧韧带嵌入,阻碍复位,影响骨折愈合。

(1)纠正旋转和内外翻:在矫正内外翻畸形前,先矫正旋转畸形,一般内外翻均合并内外旋。牵引足部的助手将足内旋或外旋同时改变牵引方向。外翻骨折者由外翻牵引逐渐改为内翻;内翻骨折者牵引方向由内翻逐渐改为外翻。同时术者两手在踝关节上下方对向挤压,促使骨折复位。

(2)纠正前后移位:有后踝骨折合并距骨后脱位,可用一手握胫骨下段向后推,另一手提前足向前拉。并徐徐将踝关节背伸。利用紧张的关节囊将后踝拉下。使向后脱位的距骨回到正常位置。当踝关节背伸到 90°时,向前张口的内踝也大多数随之复位。如仍有裂口,可用拇指由内踝的后下方向前上推挤,使骨折满意对位。

(3)三踝骨折:三踝骨折,如后踝不超过关节面 1/3 者,可用手法复位。在先复好内外踝的基础上,捆好两侧夹板。整复时,一助手用力夹挤已捆好的两侧夹板,术者一手握胫骨下端向后推,一手握足向前拉,并徐徐背伸,使向后脱位的距骨回到正常位置。透视检查满意后,捆上踝关节背伸活动夹板。若后踝骨折超过胫骨下关节面 1/3 以上时,因距骨失去支点,踝关节不能背伸,越背伸距骨越向后移位,后踝骨折块随脱位的距骨越向上移位。可采用长袜套悬吊牵引,袜套上达大腿根部,下端超出脚尖的 20 cm,用绳扎紧下端,上端则用胶布粘好。固定作悬吊滑动牵引。有内外踝骨折时,先整复好内外踝骨折并做两侧夹板固定。将膝关节置于屈曲位。用牵引布兜于腘部做悬吊牵引,利用肢体重量,可使后踝逐渐复位。

2.固定方法

先在内外两踝的上方放一塔形垫,下方各放一梯形垫,或放置一空心垫,防止夹板直接压在两踝骨突处。用 5 块夹板进行固定,其中内、外、后夹板上自小腿上 1/3。下平足跟,前内侧及前外侧夹板较窄,其长度上起胫骨结节,下至踝关节上方。夹板必须塑形,使内翻骨折固定在外翻位,外翻骨折固定在内翻位。固定位置适可而止,注意勿矫枉过正。放好夹板后,先捆扎小腿三道绑带,然后捆远端足底的一道。最后,可加用踝关节活动夹板(铝制或木制),将踝关节固定于 90°位置 4～6 周。兼有胫骨前后骨折者,还应固定在跖屈位,有后唇骨折者,则固定在稍背伸位。有前唇骨折者,则固定在稍跖屈位。固定后抬高小腿,屈膝30°～40°。第1～2周透视或拍片 1～2 次,经两次检查无再移位,则一般不再移位。如果有移位者,应及时纠正移位。

3.练功活动

整复固定后,应鼓励患者积极主动作背伸踝部和足趾。双踝骨折,在保持有效夹板固定的情况下,加大踝关节的主动活动范围,并辅以被动活动。被动活动时,术者一手握紧内、外侧夹板,另一手推前足,只作背伸和跖屈,不做旋转或翻转活动,3 周后将外固定打开,对踝关节周围的软组织,尤其是跟腱经过处进行按摩,理顺筋络,可点按商丘、解溪、丘墟、昆仑、太溪等穴。如采用袜套悬吊牵引法,亦应多作踝关节的主动伸屈活动。

4.药物治疗

除按骨折三期辨证用药外,中期以后,应注意舒筋活络,通利关节;后期若局部肿胀难消者,宜行气活血,健脾利湿;作关节融合术者,术后则须补肾壮骨。第3 周后,用中药温经通络,消肿止痛之品进行熏洗。

(二)手术疗法

严重开放骨折在扩创时,可顺带将骨折整复内固定。内翻骨折,内踝骨折块大,波及胫骨下关节面 1/2 以上;外旋骨折,内踝中部撕脱,骨折整复不良,有骨膜或韧带嵌顿,易引起骨纤维愈合或不愈合;或足强度背伸造成胫骨下关节面前缘大块骨折者,均应考虑作切开复位内固定,术后石膏托固定。术后及内固定器材视具体情况而定。陈旧骨折超过 2 个月,复位效果不佳而有严重创伤性关节炎者,可作关节融合术,术后短腿石膏管固定 3 个月。

第五节　踝 部 扭 伤

踝关节周围主要的韧带有内侧副韧带、外侧副韧带和下胫腓韧带。内侧副韧带又称三角韧带,起于内踝,自上而下呈扇形附于足舟状骨、距骨前内侧、下跟舟韧带和跟骨的载距突,是一条坚强的韧带,不易损伤;外侧副韧带起自外踝,止于距骨前外侧的为腓距前韧带,止于跟骨外侧的为腓跟韧带,止于距骨后外侧的为腓距后韧带;下胫腓韧带又称胫腓联合韧带,为胫骨与腓骨下端之间的骨间韧带,是保持踝关节稳定的重要韧带。

踝关节扭伤甚为常见,可发生于任何年龄,但以青壮年为多,临床上一般分为内翻扭伤和外翻扭伤两大类,以前者为多见。

一、病因病理

多因行走或跑步时突然踏在不平的地面上,或上下楼梯、走坡路不慎失足,骑车,踢球等运动中不慎跌倒,足的过度内外翻而产生踝部扭伤。

跖屈内翻损伤时,容易损伤外侧的腓距前韧带,单纯内翻损伤时,则容易损伤外侧的腓跟韧带,外翻姿势损伤时,由于三角韧带比较坚强,较少发生损伤,但可引起下胫腓韧带撕裂。若为直接的外力打击,除韧带损伤外,多合并骨折和脱位。

二、临床表现与诊断

有明显的踝关节扭伤史。伤后踝部立即疼痛,活动功能障碍,损伤轻者仅局部肿胀,损伤重时整个踝关节均可肿胀,并有明显的皮下瘀血,皮肤呈青紫色,跛行步态,伤足不敢用力着地,活动时疼痛加剧。

内翻损伤时,外踝前下方压痛明显,若将足部做内翻动作时,则外踝前下方疼痛;外翻扭伤者,内踝前下方压痛明显,强力作踝外翻动作时,则内踝前下方剧痛。严重损伤者,在韧带断裂处,可摸到有凹陷,甚至摸到移位的关节面。

X线片:拍摄踝关节正侧位片,可以帮助排除内外踝的撕脱性骨折,若损伤较重者,应作强力内翻、外翻位的照片,可见到距骨倾斜的角度增大,甚者可见到移位现象。

有明确的踝部扭伤史,伤后踝关节即时肿胀,疼痛,功能障碍,局部压痛明显,跛行步态或不能着地步行。X线片无骨折征。可以做出诊断。

三、治疗

(一)手法治疗

损伤严重,局部瘀肿较甚者,不宜作重手法。对单纯的踝部伤筋或部分撕裂者,初期使用理筋手法。患者平卧,术者一手托住足跟,一手握住足尖部,缓缓作踝关节的背屈、跖屈及内翻、外翻动作,然后用两掌心对握内外踝,轻轻用力按压,理顺筋络,有消肿止痛作用。

恢复期或陈旧性踝关节扭伤者,手法宜重,特别是血肿机化,产生粘连,踝关节功能受损的患者,则可施以牵引摇摆,摇晃屈伸踝关节,对粘连韧带用弹拨揉捻手法,以解除粘连,恢复其功能。

(二)固定方法

理筋手法之后,可将踝关节固定于损伤韧带的松弛位置。若为韧带断裂者,可用石膏管型固定,内侧断裂固定于内翻位,外侧断裂固定于外翻位。6周后解除固定下地活动。若为韧带的撕裂伤可用胶布固定,外加绷带包扎。外翻损伤固定于内翻位,内翻损伤固定于外翻位,一般可固定2~3周。

(三)练功疗法

外固定之后,应尽早练习跖趾关节屈伸活动,进而可做踝关节背屈、跖屈活动。肿胀消退后,可指导做踝关节的内翻、外翻的功能活动,以防止韧带粘连,增强韧带的力量。

(四)药物治疗

1.内服药

(1)血瘀气滞证:损伤早期,踝关节疼痛,活动时加剧,局部明显肿胀及皮下瘀斑,关节活动受限。舌红边瘀点,脉弦。治宜活血祛瘀,消肿止痛,方用七厘散或桃红四物汤加味。

(2)筋脉失养证:损伤后期,关节持续隐痛,轻度肿胀,或可触及硬结,步行乏力。舌淡,苔薄,脉弦细。治宜养血壮筋,方用补肾壮筋汤或壮筋养血汤加减。

2.外服药

初期肿胀明显者,可外敷消肿化瘀散、七厘散、双柏散之类药物。中后期肿胀较微,可外贴狗皮膏、伤湿止痛膏。并可配合舒筋活血的下肢损洗方外洗。

(五)其他疗法

踝部损伤的中后期,关节仍疼痛,压痛较局限者,可选用醋酸泼尼松 12.5 mg加 1‰普鲁卡因 2 mL 作痛点局部封闭,可每周注射 1 次,1～3 次为 1 个疗程。陈旧性损伤外侧韧带断裂,致踝关节不稳或继发半脱位者,可坚持腓骨肌锻炼,垫高鞋底的外侧缘。功能明显障碍者,可行外侧韧带再造术,选用腓骨短肌腱代替断裂的外侧韧带。陈旧性损伤内侧韧带断裂者,可切开进行韧带修补术,术后均采用石膏管型外固定 6 周。

第六节　跟 骨 骨 折

跟骨是最大的跗骨,呈不规则长方形,前部窄小,后部宽大。跟骨上面有三个关节面,后关节面最大,中关节面位于载距突上,有时与前关节面相连。这些关节面分别与距骨底面的关节面形成关节。跟骨前端有一关节面,与骰骨形成关节,成为足纵弓之外侧部分。跟骨内侧有一隆起,名载距突,支持距骨颈,也是跟舟韧带的附着处。跟舟韧带很坚强,支持距骨头,并承担体重。正常足底负重是在跟骨、第 1 跖骨头和第 5 跖骨头三点组成之负重面上。跟骨和距骨组成足内外侧纵弓的共同后臂,负担 60％的重量。跟骨的形态和位置对足弓的形成和负重有极大的影响。通过跟距关节还可使足内收、内翻或外展、外翻,以适应在凹凸不平的道路上行走。跟骨结节为跟腱附着处,腓肠肌、比目鱼肌收缩,可作强有力的跖屈动作。若跟骨结节上移可造成腓肠肌的松弛,使踝关节有过度的被动背伸动作,从而妨碍足跟与足趾的正常功能。跟骨结节上缘与跟距关节面成 30°～45°的结节关节角。为跟距关节的一个重要标志。跟距关节遭受破坏者,后果较严重,因此必须早期适当处理,尽量避免创伤性关节炎的形成。

一、病因病理与分类

跟骨骨折多由传达暴力所致。从高处坠下或跳下时,足跟先着地,身体重力从距骨下传至跟骨,跟骨被压缩或劈开;亦有少数因跟腱牵拉而致撕脱骨折,即跟骨结节横形骨折(又名"鸟嘴"型骨折)。跟骨骨折后常有足纵弓塌陷,结节关节角减小,甚至变负角,从而减弱了跖屈的力量和足纵弓的弹簧作用。

根据骨折线在侧、轴位 X 线片上的表现,可分为不波及跟距关节面和波及跟距关节面骨折两类。前者预后较好,后者预后较差。

(一)不波及跟距关节面的骨折

1.跟骨结节纵形骨折

从高处坠下,跟骨在足外翻位时,结节底部触地引起。骨骺未闭合前,结节部触地,则成跟骨结节骨骺分离。

2.跟骨结节横形骨折

又名"鸟嘴"型骨折,是跟骨撕脱骨折的一种。撕脱骨块小,可不影响或较少影响跟腱功能;骨折块较大且向上倾斜移位时,则严重影响跟腱功能。

3.载距突骨折

由于足处于内翻位,载距突受距骨内侧下方的冲击而致,较少见。

4.跟骨前端骨折

由前足强力扭转所致,极少见。

5.接近跟距关节的骨折

又名跟骨体骨折,骨折线斜行,从正面观骨折线由内后斜向外前,但不通过跟距外侧的关节面。可有跟骨体增宽及跟骨结节角减少。

(二)波及跟距关节面之骨折

1.跟骨外侧跟距关节面塌陷

与接近跟骨关节的骨折相似,只是骨折线通过跟距关节外侧。亦因重力使跟骨外侧跟距关节面塌陷。因关节面塌陷严重而关节面粉碎,跟骨结节上移和跟骨体增宽。

2.跟骨全部跟距关节面塌陷骨折

此型最常见,跟骨体部因受挤压完全粉碎下陷,跟骨体增宽,跟距关节面中心塌陷,跟骨结节上移,体部外翻,跟骨前端亦可能骨折,骨折线波及跟骰关节。

二、临床表现与诊断

伤后跟部疼痛、肿胀、瘀斑及压痛明显,患跟不敢触地,足跟部横径增宽,严重者足弓变平,跟骨侧、轴位 X 线片可明确骨折类型、程度和移位方向。轴位 X 线片还可显示距下关节和载距突的情况。患者从高处坠下,如足跟部先着地,或继而臀部着地,脊柱前屈,暴力沿脊柱传递,还可引起脊椎压缩性骨折、颅底骨折及颅脑损伤。所以诊断跟骨骨折时,应常规询问和检查脊柱和颅脑的情况,以防漏诊和误诊。根据受伤史、临床症状和 X 线片检查,可作出诊断。

三、治疗

跟骨骨折种类不一,手法各异,但总的原则是恢复跟骨结节角,尽量恢复跟距关节面平整,矫正跟骨体增宽。无移位骨折或移位不多又未影响跟骨结节角、未波及跟距关节面的及跟骨体增宽不明显者,早期采用活血祛痛,凉血活血的中药外敷,局部制动,扶拐不负重行走 3～4 周即可。有移位骨折需考虑整复或手术治疗,达到解剖复位。牢固的内外固定,结合早期的功能锻炼能最大限度地恢复跟骨功能。

(一)复位手法

整复最好在伤后 24～48 小时内在腰麻下进行,且越早越好,否则可能因局部肿胀严重或张力性水疱而使手法复位难以进行。

1.不波及跟距关节面骨折

跟骨结节纵形骨折,若移位不大,可不整复。跟骨结节骨骺分离,骨折片明显上移,若不整复,则日后跟骨底不平,影响行走和站立。整复时,仰卧位,屈膝 90°,两助手分别握住小腿及前足,并使足呈跖屈位。常规无菌操作下,用细钢针穿过结节中部,上好牵引弓后,术者手拉牵引弓向后牵引,先松解骨折面的交锁。然后向下牵拉直至骨折片复位为止。术后屈膝约 30°,跖屈位长腿石膏管固定 4 周,可将细钢针包在石膏管内。4 周后拔出钢针,更换短腿石膏靴,再固定 4 周。跟骨结节横形骨折,骨折块小或骨折块大而无移位者,不需整复,仅用短腿石膏托固定足于跖屈位 4 周;如骨折块较大,且向上倾斜移位时,则要复位。

(1)一法:患者仰卧,微屈膝,术者一手握足使成跖屈,另一手抱于跟后,拇及示指置于结节之上而掌根部托于跟后,同时用力相向挤压而复位。

(2)二法:或助手使足跖屈,术者以两拇指在跟腱两侧用力向下推挤跟骨结节之骨折块而复位。载距突骨折有移位时,仅用拇指将其推归原位即可。

接近跟距关节面的骨折跟骨结节上移且结节关节角变小、跟骨体增宽,都必须整复。整复时,平卧、屈膝 90°,一助手握住小腿,另一助手握前足,呈极度跖屈,术者两手交叉于足跟底部,用两手之鱼际叩挤跟骨内外两侧,纠正跟骨体增宽,同时尽量向下牵拉以恢复正常之结节关节角,在叩挤跟骨体同时,可夹住跟骨体左右摇摆,以松解交锁,直至骨擦音逐渐消失。若手法不满意,可用跟骨夹(贝累尔夹)来纠正跟骨体增宽。在使用跟骨夹时,跟骨两旁必须用软棉垫或海绵保护皮肤。并注意不可过于旋紧,以防跟骨被挤碎。若结节关节角难以纠正,可参照跟骨结节分离的方法进行处理,用细钢针牵引复位,但细钢针应穿在结节的后上方。

2.波及跟距关节的骨折

波及跟距关节面的骨折,处理一般与接近跟距关节面的骨折相同。关节面塌陷、粉碎者,如为老人,或移位不多,可不作复位,仅抬高患肢1~2周,用中药外敷,5~6周后逐渐负重。对于关节面塌陷,粉碎而移位较多者,可用手掌叩挤足跟,尽量纠正跟骨体增宽,并尽可能纠正结节关节角。手法宜稳、细,在尽量摇晃足跟的同时,顺势用力向下,先纠正结节关节角,或先纠正跟骨体增宽,再纠正结节关节角。

对于关节面塌陷严重而关节面不粉碎者,最好采用手术治疗。

(二)固定方法

无移位骨折一般不作固定,载距突骨折、跟骨前端骨折,仅用石膏托固定患足于中立位4~6周。对于跟骨结节关节角有影响的骨折,可用夹板固定;跟骨两侧各置一棒形纸垫,用小腿两侧弧形夹板作患踝关节固定,前面用一弓形夹板维持患足于跖屈位,小腿后侧弓形板下端抵于跟骨结节之上缘,足底放一平足垫。一般固定6~8周,此种固定适用于跟骨结节横形骨折、接近跟距关节骨折及波及跟距关节而未用钢针固定者。如用钢针固定,可采用长腿石膏靴屈膝、足跖屈4周后,去钢针,改用短腿石膏靴再固定4周。

跟骨鞋固定适用于跟骨体增宽及结节关节角改变的有移位的跟骨骨折。它由鞋垫、跟骨固定鞋及弹簧踏板组成。复位后X线片检查复位效果,满意后穿上跟骨固定鞋。通过压垫前后移动,将压垫调节到足跟侧面,压垫中心落在内外踝后缘向下的延长线上,拧紧螺丝,抬高患足,24小时后开始在踏轮上练习活动。一般6周后扶拐下地,不负重活动,且鞋内要加垫平足鞋垫,并把螺旋拧紧一点,加大跟骨两侧压力,10周后拆除外固定,足弓垫保护下负重。

(三)功能锻炼

复位后即作膝及足趾屈伸活动。一般骨折,固定6~8周,可扶双拐不负重行走,锻炼足部活动。波及关节面骨折而关节面塌陷粉碎移位明显的,必须在复位固定2周后才能开始做不负重下地活动,夹板固定期间用钢针和石膏固定者,其功能锻炼也可按上述方法循序渐进。解除固定后用下肢熏洗药物熏洗。作足部活动,通过关节的自行模造作用而恢复部分关节功能。

(四)药物治疗

按骨折三期用药,早期加用利水祛风药如车前子、泽泻、薏苡仁、防风,后期加强熏洗。

(五)其他疗法

(1)波及跟距关节面,关节面塌陷而关节面不粉碎者,可用髂骨取骨植骨术填充塌陷部。

（2）跟骨结节横形骨折，骨折块大且翻转者，应早期作切开复位螺丝钉或"U"形钉内固定。

（3）陈旧性骨折或经复位不满意者，如后遗严重跟痛症，步行困难，可作跟距关节或三关节融合术。

第七节　跖骨骨折

跖骨骨折是足部最常见的骨折。第 1 与第 5 跖骨头构成内、外侧纵弓前方的支重点，与后方足跟构成整个足部主要的三个负重点。五块跖骨间又构成足的横弓。跖骨中以第 1 跖骨最粗、最短、亦最坚强，负重亦最重要，较少骨折。由于其互相间的联系和接近，除疲劳骨折和第 5 跖骨基底部骨折外，单独骨折的机会较少。跖骨骨折后，必须恢复其横弓及纵弓的关系。

一、病因病理与分类

跖骨骨折因直接暴力、间接暴力或长途行走引起的疲劳骨折。骨折部位有基底部、体部和颈部。骨折线呈横断、斜行或粉碎。因跖骨间互相支持，骨折移位多不明显，有时可有向跖侧成角或远、近端重叠移位。按骨折的原因和解剖部位分为三类。

（一）直接暴力

重物砸伤、车轮碾压足背等引起，多为开放性、粉碎性，骨折多发生在干部，很少单个跖骨发生，可合并其他足骨骨折。骨折多发生在第 2～4 跖骨，因局部皮肤血运差，易发生感染或坏死。

（二）间接暴力

以第五跖骨基底部骨折多见。因足内翻扭伤时，附着于其上的腓骨短肌或有时还有第三腓骨肌的猛烈收缩引起，一般骨折无移位或移位不多。

（三）累积应力

因长途行军或缺乏训练的人参加长跑所致，多发于长途行军的士兵。好发于第 2、3 跖骨颈部，其中尤以第 2 跖骨多见。主要是由于肌肉疲劳过度，足弓下陷，第 2、3 跖骨头负重增加，共振的累积超过骨皮质及骨小梁的负担能力，逐渐发生骨折。但骨折处多为不全骨折,同时骨膜产生新骨。此类骨折又叫疲劳骨折。

二、临床表现与诊断

有外伤史或长途步行史,伤后局部疼痛、肿胀、压痛、有纵轴叩击痛、功能活动障碍。疲劳骨折最初为前足痛,劳累后加剧,休息后稍减。2～3周后在局部可摸到有骨性隆凸,X线检查早期常阴性,2～3周后跖骨颈出现球形骨痂,骨折线不清晰。其他骨折,则在伤后常规作足部正斜位 X 线片。第 5 跖骨基底部撕脱性骨折应注意与跖骨基底部骨骺未闭合、腓骨长肌腱籽骨相鉴别,后两者肿胀、压痛不明显,骨片光滑、规则,且为双侧性。

三、治疗

无移位骨折、第 5 跖骨基底部骨折、疲劳骨折可外敷接骨膏,局部夹板固定或夹板制成鞋底型,垫于足底,或石膏托固定,固定时间 4～6 周,待症状消失后即可行走。第 5 跖骨基底部骨折 X 线示骨折线消失时间较长,不必待 X 线显示骨折线完全消失才行走。有移位骨折,行手法复位。开放骨折,在清创同时,行钢针内固定。

(一)复位手法

在适当麻醉下,先牵引骨折部对应足趾,以矫正成角畸形及重叠移位,同时用另一手的拇指从足底部推压远折端向背,使其复位,如仍残留有侧方移位,在保持牵引下从跖骨之间用拇、示两指,用夹挤分骨法迫使其复位。跖骨骨折上下重叠移位或向足底突起成角必须纠正,否则会妨碍将来足的行走功能,侧方移位时对行走功能影响较少。

(二)固定方法

整复骨干骨折后,可用硬纸板或夹板固定,一般成弧形,以适应足背及足底形状,在跖骨骨间放置分骨垫,上方再放置固定垫,然后取胶布筒,剪成足背样大小,上下各放置 1 个,加压包扎即可。或将托板放在足底,在放好分骨垫及压力垫后,加压包扎,一般固定 4～6 周。

木板鞋固定:适用于多发跖骨骨折,由木板鞋及附加平足垫组成。鞋底板长28～30 cm,宽8～9 cm。足跟高 2～3 cm。鞋底板当中靠内侧有一突起长11 cm,内高1.5～2 cm,与正常足纵弓相符,底板前部中央有一小突起,圆形,长7 cm,宽 4 cm,与足横弓相符。两侧板长 24～26 cm,宽 3～3.5 cm,厚 0.3～

0.4 cm,靠近足跟两侧绕成半弧形,包绕足跟。用长 6 cm,宽 1 cm 的小竹片穿成扇状竹帘,间距 1 cm,远侧宽 12～13 cm,近侧宽 6～7 cm,与足背部跖骨的排列相符。分骨垫长 3～4 cm。使用方法:在维持牵引下,包缠绷带 4～5 层,顺跖骨间隙方向,放置分骨垫,再放置扇形小竹帘,此帘要顺跖骨纵轴方向,其压力才平均,缠绷带 3～4 层,然后穿上木板鞋,两侧木板再用布带结扎固定。

(三)药物治疗

按骨折三期辨证用药,疲劳骨折可加强补肝肾、壮筋骨药物应用。解除固定后,加用下肢洗药熏洗。

(四)功能锻炼

固定期间应做踝部屈伸活动,4 周后试行扶拐不负重行走锻炼。

(五)其他治疗

开放骨折可在清创时做开放复位,细钢针内固定。术后石膏托外固定 4～6 周。

第 五 章

骨与关节化脓性感染

第一节　化脓性骨髓炎

　　凡由于化脓菌所引起的骨、骨髓腔、骨膜产生化脓性炎症,称为化脓性骨髓炎。中医古称"疽""骨疽""附骨疽"等,现代一般谓之为骨痈疽。其发病年龄多为小儿,男性儿童多于女性。

　　化脓性骨髓炎临床分为急性和慢性两种。急性骨髓炎多由血行播散而来,故称为急性血源性骨髓炎;慢性化脓性骨髓炎,多由于急性血源性骨髓炎治疗不当或延误诊断、治疗发展而来。另外,近年来,临床上出现了许多不典型的病例,它们与急性血源性骨髓炎及由其演变而来的慢性化脓性骨髓炎不同,这种类型的特点一开始就表现为慢性感染,其发病隐袭,进展缓慢,全身症状不明显,它既没有急性血源性骨髓炎的症状、体征及 X 线的表现,而且,发病后也没有用抗生素或清热解毒等中药治疗,当患者作影像学检查时,病灶已局限,故有的学者称其病为非典型性慢性骨髓炎、原发性慢性骨髓炎、原发性亚急性化脓性骨髓炎或特殊类型化脓性骨髓炎等。这一类骨髓炎包括有 Brodie 骨脓肿、硬化性骨髓炎、浆细胞性骨髓炎、骨干型非典型慢性化脓性骨髓炎、干骺端并骨骺型非典型性骨髓炎、不规则骨非典型慢性化脓性骨髓炎等。

　　本节内仅叙述急性血源性骨髓炎、慢性骨髓炎、局限性骨髓炎及硬化性骨髓炎。急性血源性骨髓炎如能早期及时诊断和有效治疗,预后尚好;但若稍有疏忽或诊治失当,尤其对婴幼儿,将会引起肢体畸形或转为慢性。慢性骨髓炎和硬化性骨髓炎预后多数较差;局限性骨髓炎预后良好。

一、急性血源性骨髓炎

　　急性血源性骨髓炎是指骨的各组成部分受到细菌感染而引起的急性化脓性

炎症。细菌多从体内其他部位的感染病灶经血液或淋巴液到达骨组织。因干骺端的血管迂曲回旋,细菌可由于局部解剖生理特点,而多好发于长管状骨的干骺端。可能是因为下肢负重的关系,所以下肢的发病显著多于上肢,其中胫骨、股骨更常见,10岁以下的儿童占发病总数的75%以上,男童多于女童。新生儿的急性化脓性骨髓炎多为突然发病,除患处局部有红肿热痛外,多伴有高热、脉搏急速等全身中毒症状,白细胞总数和中性粒细胞明显增多,血沉增快。自1944年抗生素被成功应用于临床以来,此病死亡率已由20%~30%迅速降至1%~2%,甚至无死亡病例。但随着抗生素的滥用及其产生的耐药性,或延误诊断,或治疗不当,有相当一部分患者出现复发,或转为慢性化脓性骨髓炎,由此而引起的病理性骨折、长期不愈的窦道、关节僵直、肢体畸形并不少见,有的肢体功能不能完全恢复。因此,早期诊断,早期恰当有效地治疗是减少各种并发症和后遗症的关键。

(一)病因病理

西医学认为,急性血源性骨髓炎是化脓菌由身体其他部位的感染病灶,如疖、痈、毛囊炎、脐炎等,或中耳炎、咽喉炎、呼吸泌尿道感染等,进入血流传播至骨组织,引起的急性骨组织的感染。其致病菌,最多见的是金黄色葡萄球菌,占80%以上;链状排列的革兰阳性球菌即链球菌次之;其他如表皮葡萄球菌、大肠埃希菌、肺炎双球菌、变形杆菌、绿脓杆菌等,乃至真菌、螺旋体、立克次体等也成为急性血源性骨髓炎的致病菌。也有人报道,在婴幼儿致病菌则以溶血性链球菌略占多数,其次为金黄色葡萄球菌、大肠埃希菌、流感嗜血杆菌等。细菌进入骨组织后,在受感染者抵抗力低下时,或致病菌毒力强大,或治疗不当,三者部分存在或同时存在时,将会急性发病。

急性血源性骨髓炎的病理机制,西医学仍广泛沿用的是血管栓塞理论。由于其发病多在长管状骨的干骺端,其处有丰富的血管网,又是终末动脉,血流缓慢,细菌栓子容易停留、沉积。细菌的繁殖和局部骨组织的变态反应引起一系列炎性病变,结果致骨组织坏死,形成一个小的骨脓肿。如果人体抵抗力强,或细菌毒力小,则骨脓肿可局限化,形成局限骨脓肿。相反,则病灶继续扩大,侵及更多的骨组织,甚至波及整个骨干。急性血源性骨髓炎的病程进展、脓肿形成,是由局限骨脓肿突破干骺端的密质骨达骨膜下,形成压力高的骨膜下脓肿;脓肿亦可直接进入髓腔,使髓腔内压力增高,尔后再穿破皮质骨达骨膜下。当髓腔内压力大,穿破密质骨直达骨膜下,形成骨膜下脓肿(图5-1),此时,被脓液侵蚀包绕的一段骨质,由于其内外滋养动脉被侵及,血栓形成而失去动脉滋养,发生坏死,其继续发展,炎症坏死的骨段与周围组织游离,即为死骨形成。若病灶进一步发展,在脓肿和坏死骨形成的同时,病灶周围的骨膜因炎性充血和渗出液的刺激而产生新骨,包围于原骨干之外,形成骨壳,即称为"骨包壳"。由于感染继续存在,骨包壳本身亦遭破坏,故骨包壳不规则,其上有许多穿孔,与皮肤窦道相通,称为"骨瘘孔"。如炎症不能控制,脓液死骨不能排出或吸收,将变成慢性化脓性骨髓炎(图5-2)。

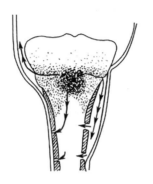

图5-1　急性骨髓炎扩展途径示意图

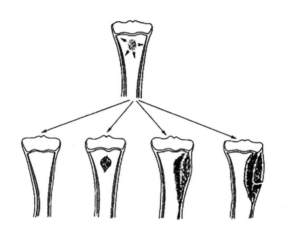

图5-2　化脓性骨髓炎的演变

中医认为正气虚弱是急性血源性骨髓炎的发病基础,热毒为主要致病因素,损伤是发病的诱因,其包括以下几方面。①热毒注骨:疔毒、疮疖、痈疽或咽喉部化脓性感染,以及麻疹、伤寒、猩红热等疾病后,余毒未尽,藏匿体内;或六淫邪毒入侵,如久居湿热淫地,久而化热成毒;或因饮食劳伤,七情郁乱,火毒内生等,均可使余邪热毒循经脉流注入骨,以致络脉阻塞、气血壅结,蕴酿化热,火毒内盛,腐骨烂筋,遂成本病。②损伤感染:筋骨皮肉开放性损伤,邪毒从创口入侵,深达入骨,阻滞经络,气血瘀滞,久而化热,热腐成脓,烂筋蚀骨。局部闭合损伤,如跌仆闪挫引起气血凝滞,也可导致经络瘀阻,瘀久化热,热毒流注筋骨而发病。③正气虚弱:《素问·评热病论》云:"邪之所凑,其气必虚"。正气可御外,正虚则外邪易入侵,邪毒蕴结于内,正虚邪不能外达,反深窜入骨,筋骨有虚或弱,则邪毒留聚,繁衍为害,遇时发病。

在急性血源性骨髓炎的整个病理演变过程中,正邪相搏始终存在。当正盛邪弱时,热毒消散,炎症吸收而痊愈;当正盛邪实时,则形成局限脓肿;如正虚邪盛,则热毒扩散,不仅引起全身中毒,而且局部亦会引起骨膜下脓肿、包壳骨、死骨等病理改变。按中医辨证治疗分为:初期:炎症初起,发病3～4天内,局部红肿疼痛,患肢不能活动;全身恶寒发热或寒战高热。化验白细胞增高,(20～30)×10⁹/L,血沉明显增快,但穿刺多无脓液,X线片多为阴性。正邪相搏是此期的主要病机。此期中医可分为以湿热蕴阻、风寒湿毒和气血瘀滞为主的3种证型。成脓期:发病3～4天后至2～3周。由于误诊或失治使症状加重,全身虚弱,壮热不退,甚至烦躁不安,神昏谵语;患肢局部弥漫性红肿,皮温增高。X线可见骨膜反应或皮质破坏。局部可穿刺抽出脓液。此时,为正盛邪实,中医可分为痰浊化热和热毒内陷两型。溃后期:疾病发展,脓成溃破或手术引流,全身及局部症状明显减缓,但伤口未愈或流脓,甚至形成窦道,此期包含有正邪两虚或气血亏虚两型。

(二)临床表现与诊断

1.全身表现

病起突然,始为恶寒发热,继而壮热增寒。热毒炽盛酿脓时,高热稽留,脉搏急速,并可出现烦躁不安、呕吐等全身中毒症状,甚至惊厥;严重者可有昏迷及感染性休克。

2.局部表现

(1)疼痛:始为患肢疼痛、压痛,呈进行性加重,发展迅速。热毒酿脓时,局部阵发性跳痛,继则胀痛彻骨。当脓肿突破骨膜进入周围软组织时,疼痛暂时减轻。

(2)肿胀:肢体病变处多呈环形漫肿,表面灼热。初起皮色不变,将溃时肿胀中心表皮透红,或中心皮色苍白,其周围潮红。

(3)功能障碍:发病后患肢不能主动活动,也拒动。后期可残留功能障碍。

其临床诊断当为:①近期曾有过外伤、皮肤或上呼吸道感染病史。②具有上述临床表现。③化验白细胞总数及中性粒细胞数明显增多,血沉增快明显;血培养可查到致病菌。④早期局部分层穿刺可吸出骨膜下脓液或软组织内脓液,其涂片或培养可找到脓细胞或致病菌。⑤CT 及 X 线片可出现骨膜下脓肿、骨膜反应及骨质破坏,但单纯 X 线片(CR 片)往往在 10 天左右才有变化。放射性核素扫描可较早发现病变部位,一般于发病 48 小时即可有阳性结果。磁共振早期也可出现骨髓内的亮度改变。

(三)治疗

急性血源性骨髓炎发病突然,病情变化快速,早期即有中毒症状,若不及时治疗,严重者可危及生命,或者转变为慢性骨髓炎,遗有窦道,经久不愈。因此,及时有效的治疗,是取得良好预后的保证。有人报道,对婴幼儿急性血源性骨髓炎的早期诊断是个关键,若能在 3 天内作出诊断,并予以正确治疗,可以控制化脓性骨髓炎的发展,骨膜不会被破坏,减少血管栓塞的机会,90％以上结果满意。若发病已 3～7 天,就很难防止骨膜破坏,大约治愈率仅达半数。如果超过 7 天才开始治疗,则大部分将转化成慢性骨髓炎。故对此应当高度重视,特别是婴幼儿,有的发病后尚不能自己诉说病灶所在部位,医师作诊断时更应该高度警惕!

其具体治疗方法,应辨证用药,中西医结合治疗,采用内服外敷;但对中毒症状严重者,应采用有效抗生素控制病情发展;对局部脓已成、骨质有破坏者,应在有效足量抗生素使用的同时,局部骨段开窗引流;如用创面内持续闭合冲洗引流术,不仅可使引流通畅,控制病情发展,使之趋于愈合,又可保住切口一起愈合,疗效肯定。

1.早期治疗

急性血源性骨髓炎初期发病在 3 天以内者,可根据年龄及患者能否内服中药,行非手术治疗。

(1)婴幼儿:当出现高热,患肢弥漫性肿胀,活动大大减少,甚至出现假性瘫痪、患肢压痛、拒动时,其如果不易内服中药,应立即给予大剂量高敏感的抗生素应用。如首先用头孢菌素 V 或头孢曲松加庆大霉素等联合静脉应用。患肢用石膏托等制动。或外用中草药外敷患肢:取蒲公英、紫花地丁、四季青、马齿苋、芙蓉花叶、野菊花、七叶一枝花、乌蔹莓等新鲜草药,洗净后加食盐少许,捣烂敷患处,每天或半日更换 1 次。

(2)儿童:可自述病处,及早诊断比较容易。此 3 天内,虽有全身感染,患肢弥漫肿胀,但骨膜下尚未成脓,髓腔也仅有炎性充血或少量脓液,部分患儿尚可内服中药,此时治疗,可辨证用仙方活命饮或黄连解毒汤、或五味消毒饮,或清热地黄汤等内服。另外,尚可外敷上述中草药,或金黄散、双柏散、骨疽拔毒散、骨炎灵散等水调外敷。为确保炎症得以控制而不至于穿破骨骺板破坏骨骺,应同时给予支持疗法,并加用头孢霉素类和氨基糖苷类药物静脉滴注。一直沿用到一般症状消失,其他用至正常后4周。

(3)成人:对成人急性血源性骨髓炎早期的治疗,可中医辨证以"消法"内消之。也即根据湿热蕴阻、风寒湿毒、气血瘀滞等导致的不同证型用药。①初起证见恶寒发热,局部肢痛,脉浮数,苔薄白者,应以清热解毒为治则,方用仙方活命饮加黄连解毒汤或五味消毒饮加减内服。②证见寒战高热,局部肢体剧痛,脉滑数,舌质红,苔黄腻者,应以清营退热为治则,方用黄连解毒汤合五味消毒饮,加乳香、没药;如便秘尿赤加大黄、车前子内服。③证见高热神昏,肢体肿胀,局部剧痛难忍,身现有出血点,烦躁不安,脉洪大或细数者,应以凉血、清热、开窍为治则,方用清热地黄汤合黄连解毒汤,必要时加服安宫牛黄丸、紫雪丹等,或按感染性休克积极进行中西医结合抢救治疗。

初期肿痛尚局限,局部仍需用上述中药鲜草捣烂外敷局部,亦可选用消疽散、骨炎灵散、骨疽拔毒散、金黄膏、双柏散、玉露膏等外敷,以加强其消炎、消肿、止痛、拔毒之功。

如用上述方法中药内服、外敷积极治疗中,中毒等症状不能很快控制,局部肿痛难以在2～3天内明显见效,除可加大药物剂量如再每天加服1剂中药外,务必另加用头孢霉素类和氨基糖苷类抗生素静脉滴注,以确保炎症得以控制。

2.成脓期治疗

对于急性血源性骨髓炎成脓期(即发病3～4天到2～3周)的治疗,因此期炎症扩散,脓液已达骨膜下,邪气正旺,身体已有虚时,当以扶正祛邪,托透为治。常用内服方药为神功内托散、托里消毒饮加味,外敷清热解毒中草药。可根据患者体质,适当多次少量的新鲜血液、血浆、人体清蛋白等,给予支持疗法。此期治疗关系到患肢是否会留有残疾或转为慢性骨髓炎,故中西医结合治疗十分必要。下面介绍几种手术治疗方法。

(1)皮质骨钻孔引流术:抗生素、中药应用2～3天,仍不见显著效果者,应立即手术治疗。如骨膜下尚无脓液穿出,给予皮质骨钻孔以引流。手术切口应选择在肢体肿胀最明显的局部,作与患肢纵轴一致的方向,切开直达骨膜,但应注意避免进入关节或损伤骺板。妥善保护皮缘后,沿皮肤切口方向切开骨膜,吸出脓液,并同时作细菌培养,药敏及细菌涂片染色。吸净骨膜下和软组织内脓液后,然后用4 mm直径钻头在骨皮质粗糙处,即病灶部位作左右两排钻孔达骨髓腔,每排可作 2～4 个孔,每孔间距 1 cm 左右。如钻孔时,从孔中流出脓液很少,髓腔内压力不大,就此冲洗创面,局部可置头孢菌素Ⅴ 1 g 或妥布霉素 16 万 U,一次缝合创面。

(2)局部开窗引流术:在行钻孔引流的时,如发现脓液从钻孔处涌出,说明髓腔内脓液多、压力大、髓腔破坏明显,单纯钻孔引流难以达到引流效果,应行皮质骨开窗引流。手术开始步骤同钻孔引流术。当切开处触之皮质骨粗糙、见颜色暗红、骨质有疏松显现,自钻孔流出脓液较多时,则将骨膜向两侧剥离 1～2 cm,用骨凿呈斜坡状沿左、右及上、下钻孔凿除部分骨皮质即"开窗"。吸出骨髓腔内的脓液和坏死组织,再用清水或生理盐水冲洗干净。此时不可用刮匙伸入髓腔内搔刮。创面可置抗生素,如头孢菌素Ⅴ 1 g 等,尔后用凡士林纱条或过氧化氢纱条松松填塞局部,以作骨髓腔引流、止血,创口两端缝合,中间段引流条留置切口外,外盖消毒棉垫。

术后处理:患肢石膏托保护,密切观察引流是否通畅,术后 3～5 天更换创口内敷料,换药。继续用有效抗生素及辨证使用中药内服治疗。

(3)持续闭合冲洗引流术:此种手术的适应证同急性血源性骨髓炎的骨开窗引流术,手术开始步骤也同开窗引流术。在术中清除病灶内脓液后,生理盐水反复冲洗。取一输血用硅胶管,从切口旁上端 5 cm 左右戳洞穿入达骨髓腔开窗内,上接输液瓶。再取一内径 1 cm 的硅胶管,一端剪成斜面,将这段与病灶开窗底部同等长度的一段管子上剪 3～5 个侧孔,置于脓腔底部以利引流,另一端从切口下旁(卧位较创面低处)5 cm 戳洞引出,下接水封瓶或负压吸引器。切口一期缝合,缝合针距要适当密,切口和进出冲洗、引流管处皮肤不得漏水,两管入、出皮肤处固定可靠。尔后将冲洗管上接盛冲洗液的吊瓶,并调整冲洗液滴入速度;将引流管一端下接水封瓶或负压吸引器,作持续灌注冲洗引流。冲洗液滴注的速度可根据引流管中引流出的液体颜色和透明度而定。如手术结束 1～2 天内,其引流出的液体呈血性,或呈混浊脓性时,冲洗当加快,24 小时内可冲洗 3 000～5 000 mL 生理盐水,内置 32 万～48 万 U 庆大霉素或其他高敏感的抗生素,冲洗 2～3 天。一般在 2～3 天后,血性引流液变清澈时,可调节冲洗速度,每分钟 50～60 滴,每天冲洗量多在 1 500～2 500 mL,内加 16 万～24 万 U 庆大霉素。冲洗过程中,应该时时注意冲洗管和引流管是否通畅,如引流管不通畅,或为凝血块或脓栓、坏死组织堵塞,必须立即予以疏通,可加压冲洗,取一副 30～50 mL 注射器抽取生理盐水,从引流管堵塞近端用 9 号针头插入,夹紧插入针头的上端,防止引流液返流入体内,尔后加压将堵塞物冲洗至引流瓶器中。如冲洗液管侧孔被堵塞,亦可上端加压冲洗,因引流管内径大于冲洗管,故堵塞物多可从引流管中引流出。

当患者全身中毒症状明显好转,局部肿胀消退,疼痛减轻时,即可停止冲洗。一般停止冲洗时,患者体温应当正常,切口局部干燥、无红肿炎症现象,引流管流出的液体清澈透明。先停止冲洗液注入,拔除冲洗管。引流管仍需加压吸引2～3天,以吸净创口内残存的冲洗液,尔后再拔管。一般冲洗需5～7天或2周为最好。

急性血源性骨髓炎成脓期临床多见,早期多因误诊或治疗不当而致。此期的治疗是关键,稍有疏忽或失治,将会演变成慢性骨髓炎或并发化脓性关节炎,或病情恶化,使炎症扩散至整个骨干,或切口难以保住而终成窦道。中西结合治疗疗效较好,尤其持续数天的灌注冲洗引流,能达2周,效果更好。此种办法,病灶区不仅可持续维持在高浓度、有效的抗生素使用中,而且细菌脓液及坏死组织也可被冲洗引流出,菌栓不可能在局部停留而繁殖,炎症不致被扩散而反易消除。此种方法切口容易保住,一般多可一期愈合拆线,是一个基本成熟的治疗方法。

3.溃后期治疗

急性血源性骨髓炎由于失治、误治或治疗失当,及至骨段脓成破溃或术后久不收口,终致正气亏虚,邪毒仍在。X线片可见骨膜反应,甚至弥漫性新骨生成,严重者整个骨段可见皮质密度不均匀而破坏。此期仍应抓紧时间中西医结合治疗。

中医辨证根据体质情况,以扶正为主,兼以祛邪排脓。扶正可使体内气血充足,脾胃健运,正气恢复。正气充足,则可使脓液尽快排出,疮口尽早闭合,骨质早日愈合。

(1)内治法:初溃:脓多稠厚,略带腥味,为气血尚充实。宜行托里排脓为治,方用托里消毒饮加减。溃后:脓液清稀,量多稀薄,为气血亏虚。宜行八珍汤为主加减治疗。如偏阳虚畏寒者,方用十全大补汤;如脾胃虚弱,纳谷不香者,宜用四君子汤加陈皮、谷麦芽、山楂、建神曲等;如气血双亏,口干纳差,舌光无苔,方用生脉散加山楂、谷麦芽、建神曲等。

(2)外治法:①疮口可用冰黄液冲洗,并根据有无脓腐情况,分别选用九一丹、八二丹、生肌散等药捻或黄连液纱条插入疮口中,每天换药1次。外敷玉露膏或生肌玉红膏。②溃后身热不退,局部肿痛仍在,脓泄不畅者,常需扩大创口而行手术治疗,以利脓毒引出。③疮口腐肉已脱,局部肿胀大部分消除,脓水将尽时,可选用生肌散、八宝丹换药,促其生肌收口。

如若不能内服中药,可在有效抗生素应用的同时,给予支持疗法。予以少量多次输新鲜血液、血浆、人体清蛋白等,局部中药外敷,或西医创面换药。

西医的创面换药,脓液多时,可用尤锁尔纱布或纱条湿敷;或用针对脓液培养敏感的抗生素纱布条以作引流。无论西医、中医局部换药,引流条或药捻一定要达到疮口最深部,只有保证引流通畅,才能更好地起到排脓生肌的作用。

如为急性血源性骨髓炎中后期,脓液刚溃破,皮质骨破坏局限,尚无明显包壳形成,仍应切开引流,用持续灌注冲洗引流手术方法治疗。

中西医结合治疗急性血源性骨髓炎,效果良好。中医的参与治疗,不仅可缩短疗程,且疗效较巩固,复发的机会相对单纯西医治疗少。

二、慢性骨髓炎

慢性化脓性骨髓炎是骨组织的慢性化脓性疾病。大多数的慢性化脓性骨髓炎是由于急性血源性骨髓炎延误诊断、治疗或治疗失当演变而来,也有少数是因为开放性骨折或骨折手术后继发感染所致。本病常见于儿童,成人也不少见。该病的特点为病程长,反复发作,迁延日久,难以根治,又易造成病残。病变局部为感染的骨组织增生、硬化、坏死、包壳、无效腔、窦道、瘘孔、脓肿并存,病程少则数月、数年,多者甚至数十年而不愈。西医、中医治疗本病方法虽多,但疗效多不确切,难以根治,而其预后多不满意,少数患者可残留关节强直、畸形、病理性骨折、甚至癌变等后遗症和并发症。慢性化脓性骨髓炎中医称为"附骨疽"。

另有少数慢性化脓性骨髓炎一开始即为亚急性或慢性病变,有人称此类型为原发性化脓性骨髓炎、亚急性骨髓炎、或称非典型性化脓性骨髓炎,这种类型的骨髓炎无论在临床、病理,还是在X线表现上均具有特殊性,此处不予论述。

(一)病因病理

从致病原因看,大多数的慢性化脓性骨髓炎是由急性化脓性骨髓炎发展而来,为典型的慢性骨髓炎,少数为开放性骨折合并感染,或处理治疗不当而引起。其致病菌和急性化脓性骨髓炎一样,金黄色葡萄球菌是最常见的致病菌,约占80%。其他常见的致病菌包括溶血性链球菌、表皮葡萄球菌、绿脓杆菌等,近年来阴性杆菌的检出率也有明显增加,如细菌L型感染所致。如伴有窦道的慢性化脓性骨髓炎,常为多种细菌混合感染。

从急性化脓性骨髓炎到慢性化脓性骨髓炎是一个逐渐发展变化的过程,一般认为在发病4周后为慢性骨髓炎,但也不必机械地按时间划分。在急性骨髓炎炎症消退后,如病变处残留有死骨、窦道、无效腔存在者,即为慢性骨髓炎。这在病理上是一个连续的过程,即由显著的骨破坏为特征的急性期逐渐发展为以修复增生为主的慢性骨髓炎过程。此时,虽然急性炎症消退,但死骨未能排出,周围包壳形成,包壳内成一无效腔,无效腔内含有肉芽组织、瘢痕组成和脓液。数月后,骨坏死的部分与活骨分离,成为游离的死骨块。死骨的形成是由于脓液浸入骨髓腔和 Haverssian、Volkman's 管,细菌炎症栓子栓塞了骨的滋养血管及其分支;另因脓液侵入骨膜下将骨膜掀起,使骨皮质与骨膜分离,如此,骨的滋养血供被破坏,从而使受累骨断缺血坏死。在缺血坏死骨周围形成的肉芽组织,逐渐吸收死骨的边缘部分,使其和主干分离,方成为游离死骨。这种游离较大的死骨位于充满炎性肉芽组织的髓腔内,因脱离血液循环而难以被吸收,最终成为病灶留存在病灶内成为反复急性发作,不能根治的原因之一。小的死骨可从窦道流出,有的通过爬行替代恢复血运成活骨而复活。死骨形成之前,局部在炎症的刺激下,缺血骨段周围被掀起骨膜内层,通过膜内化骨形成新骨,将该骨段包起,呈不规则层状或典型的多层之葱皮样改变。而此种新骨外的炎症又可能被更新的成骨新骨所代替包裹,原新骨被吸收或又变成死骨,这样长期反复的多次慢性感染,形成新的死骨和无效腔,如此"修复",皮质骨将增厚、不规则、硬化、外形增粗,如死骨未被吸收或摘除,其周围所包裹的新骨将其包围在其中,其周围的新生骨如同"骨包壳""骨柩"。包壳内的死骨其周围为一无效腔,腔内不仅有死骨,尚有感染性肉芽组织、细菌脓液、坏死组织,此处由于缺乏血供,抗生素难以到达,脓液得不到彻底引流,当患者抵抗力低下时,局部炎症又将急性发作,骨包壳的某些部位由于炎症的侵蚀形成瘘孔,无效腔内的脓液、坏死组织由于难排除达皮下,到一定程度,穿凿骨质、皮下,穿破皮肤而形成窦道。在慢性化脓性骨髓炎漫长的病程中,窦道的愈合和再破溃排脓或临近处的再成窦道反复发生,会发展为多个或复杂的窦道,这些窦道可源于一个无效腔,也可分别来源于几个无效腔,来引流其脓液。简单的窦道多直接和无效腔相通,位置较表浅;复杂的窦道多曲折迂回,常远离无效腔,位于病骨深在部位,这主要是由于骨包壳内外的脓毒,将骨包壳反复窜穿破坏,形成多个骨瘘孔,再反复急性发作,溃破皮肤成了多个窦道且复杂的原因。慢性窦道的壁由于反复炎性刺激,而成炎性的纤维结缔组织,无效腔和窦道中充满炎性肉芽组织和脓液,在引流较通畅时,脓液多量排出后,窦道口暂时闭合;当脓液在无效腔聚多时,可再次穿破原窦道口而复发,也可穿凿成新的骨瘘孔另辟窦道。窦道口周围皮肤由于长期在炎性渗出物刺激下,色素沉着,变为褐色、黑色,布满湿疹,甚至出现高低不平的新生物,恶变成鳞状上皮癌,碰之易出血,局部皮肉坏死,有腐肉臭气味,难以愈合。

骨包壳的形成是慢性化脓性骨髓炎的主要病理特征之一。其包壳围成了骨无效腔,壳内血供减少,同时妨碍无效腔的引流,是慢性骨髓炎难治的主要原因之一。但也应看到,骨包壳是骨遭到破坏后代偿的改变,起到支撑作用,治疗时,有时尚需根据骨包壳是否完整作为能否行病灶死骨清除术的依据之一。同样,窦道的形成,也是局部的一个防御、代偿机制,它可将脓液和小的死骨从窦道排出,所以虽然病程很长,却不至于引起全身性的感染。

慢性化脓性骨髓炎中医病理机制总起来说为正虚邪盛,始终存在着正邪抗争。相对来说,在正邪搏击过程中,机体的正气对脓毒的抑制和病理损害的修复有着重要的作用,在骨质破坏的同时,又出现新的骨质增生以代偿,随着正气的增强,增生明显,骨干增粗,无效腔变小,甚或死骨吸收、病灶消失而病愈;一旦机体抵抗力下降,脓毒又盛,炎症又起,新的窦道形成;正邪交替消长,炎症随之反复。

(二)临床表现与诊断

1.临床表现

大多数慢性化脓性骨髓炎由急性化脓性骨炎误治或失治转化而来,开始都有一个急性发病过程,全身出现寒战、高热,局部出现红肿热痛,疼痛彻骨,1～2周后手术切开引流,切口不愈,或3～4周后脓液穿破皮肤自行破溃,脓出以后,体温下降,局部红肿疼痛有所缓解,但切口或破溃久治不收口,X线见骨皮质破坏,血沉仍快,此已进入慢性骨髓炎阶段。此后,局部红肿疼痛时有反复发作,已愈合的窦道上再次流脓,或几个窦道口交替流脓,或他处又起一新破溃口。如此反复发作,炎症肢体肌肉萎缩,邻近关节可出现僵硬、患肢变形,表面色素沉着,皮色变黑,多个瘢痕,瘢痕处凹陷、不规则,炎症波及骨骺。患肢较健肢稍长或短缩。急性发作时,局部红肿热痛,全身会有发热,但一般远没有急性血源性骨髓炎发病症状体征重,其因是病灶脓液通过窦道很快可引流排出。由于该病迁延日久,患者思想负担较重,慢性消耗,患者多消瘦、贫血、精神抑郁。

2.诊断

(1)有急性化脓性骨髓炎或开放性骨折合并感染的病史,年龄多在20～40岁。

(2)相当一部分患者有消瘦、贫血等慢性消耗体质征象,有精神抑郁、消沉等心理损害表现。

(3)患肢肌肉萎缩,邻近关节僵硬活动不灵,肢体局部增粗,甚至变形、不规则,可有过短、过长、弯曲等畸形。诉患肢长期隐痛或酸痛,局部可有压痛、叩击痛。皮肤上有长期不愈或反复发作的窦道口一至数个,窦道口周围皮肤色素沉着,皮肤黑褐,或有"贴骨瘢痕"。窦道口常有肉芽组织增生而高出周围皮肤,表皮向内凹陷。经窦道口常可探及死骨的粗糙面以及骨瘘孔。为炎症急性发作时,可有畏寒、发热等全身不适,局部红肿、疼痛,原有窦道瘢痕出现高出皮肤表面的混浊水疱,或在其附近出现波动的肿块。水疱或肿块破溃后,脓液流出,有时伴有小的死骨。之后,全身症状消失,局部炎症消除。流脓窦道可暂时自行闭合或长期不愈。

(4)炎症静止期血象、血沉正常。反复发作、病程迁延日久者,可有红细胞减少、血色素偏低等贫血改变。炎症发作期,白细胞计数及中性粒细胞增多,血沉增快表现。

(5)X线片显示骨干不规则增厚、密度增高、不均匀,周围有新骨的包壳,骨髓腔变得不规则、形状宽窄不等,有的局部变窄、甚至消失。在密度增高的影像中,可见单个或多个散在骨破坏区或骨空洞影,其中有密度更高的、长短大小不等的死骨影。有的影像可见死骨周围密度减低,有的死骨部分和正常骨密度的骨相连,此即应注意死骨是否游离,骨包壳是否形成,坚固否。骨质的严重破坏可发生病理性骨折、骨缺损及假关节。一般来说,窦道造影更可了解窦道与死骨的关系。

(三)治疗

慢性化脓性骨髓炎其病理特点为骨包壳、死骨、无效腔、窦道,其骨包壳包裹着死骨和无效腔,其病灶无效腔内充满脓液和坏死组织,而无效腔内的血液循环很差,这就是说,靠血液循环把药物送入病灶将很困难;而要想将骨髓炎治愈,有效的药物必须进入其内,或者将坏死组织清除,并彻底引流,这就是现代慢性骨髓炎治疗,必须解决3个问题:一是病灶的彻底清除;二是通畅的引流;三是有效地提高局部病灶处的药物浓度以杀灭细菌。通过如此的治疗,加以用药提高机体的免疫力,即可使慢性骨髓炎早日愈合,复发的机会减少,尽可能多的保存肢体的功能。具体的治疗方法中,对较小的病灶死骨彻底清除病灶后,行肌瓣等填塞;而对较大病灶,死骨等清除后的无效腔,用含有庆大霉素链珠填塞,使局部既消灭了无效腔,又能持续释放抗生素,为一较好的办法。但此方法对感染重、伴骨缺损或病理骨折、局部皮肤、肌肉条件不好者不适合。而带血管骨肌皮瓣移植术,给治疗带来新生。目前来说,显微外科的应用,是一种很好的方法。

现代研究有的学者认为,慢性骨髓炎反复发作,迁延不愈,与细菌L型有关。

该细菌对作用于细胞壁的抗生素如青霉素、氨苄西林等可产生耐药性。有的学者观察到骨髓炎的致病菌能产生多糖蛋白复合物,易使细菌贴附于死骨上,并形成生物膜,使细胞潜伏在死骨内。有的学者实验观察:要杀菌在生物膜内的细菌,局部抗生素必须高于致病菌最低抑菌浓度数倍。

1.提高机体的抵抗力

慢性化脓性骨髓炎由于病变经年累月、长期迁延,反复发作而难愈,使机体产生慢性消耗性损害,导致全身正气虚弱,患者往往有贫血和低蛋白血症。由于正气的虚损,进一步降低了全身及局部的抵抗力,使慢性化脓性骨髓炎更不易治愈,从而形成恶性循环。

(1)加强营养和西药等扶正:对此类病重者,应加强高蛋白饮食的摄入,必要时给予少量多次输血,静脉输入人体清蛋白、氨基酸及 B 族维生素等,可提高机体的免疫功能,增强其抵抗力。

(2)中医辨证扶正:慢性骨髓炎中医辨证多伴气血、肝肾亏虚夹杂寒湿、瘀滞等,辨证使用中药可补其虚,提高机体免疫力,增强抵抗力,减少其复发。

气虚血瘀证:此证型为慢性化脓性骨髓炎的非急性发作期。全身症状以气虚为主,局部以肿硬不痛,窦道脓血不断为特点。治宜补气活血,消肿止痛。方用神功内托散加减。瘀血明显者,加丹参、红花、鸡血藤;疼痛者,加乳香、没药等。

阴寒内盛证:此证型的主要病机为阳气不足,阴寒内盛。全身表现为阳虚之证,局部以漫肿疼痛,脓稀色白为特点。治宜温阳补血,散寒通滞。方用阳和汤加减。兼气虚者,加党参、黄芪;阴寒甚者,加附子、细辛;局部肿甚者,加黄芩、黄柏、赤芍、当归。

气血两虚证:此型的辨证要点为局部创面平塌难溃或脓水清稀,淋漓不断。治宜补气养血。方用十全大补汤加减。低热不退者,加黄芩、地骨皮;胃纳不佳者,加砂仁、陈皮、麦芽;疮口流脓不畅者,加桔梗、香白芷、皂角刺。

脾胃虚弱证:此型以胃脘痞满,食少便溏,下肢水肿,疮口经久不愈为辨证要点。治宜健脾和胃。方用香砂六君子汤加减。

肝肾亏虚证:本型以腰腿酸软,咽干,口苦,时有潮热虚汗,舌红少津,脉细数为辨证要点。治宜滋补肝肾。方用左归饮加减。如潮热盗汗较重,加龟甲、生牡蛎、地骨皮、银柴胡、牡丹皮;气虚疮口不收者,加黄芪、人参等。

辨证使用中成药:如虚寒型,有散结灵,口服,成人每服 2～4 片,每天 2～3 次,可起到温阳通络、活血软坚之功。如伴瘘管、窦道经久不愈者,用小金丹,口服,成人每次 0.6 g,病重者可服 1.2 g,日服 2 次,捣烂后温开水送服。起到活血、止痛、解毒、消肿之作用。

2.全身抗生素的应用

慢性化脓性骨髓炎的全身应用抗生素,仅在急性发作期及手术前和手术后应用,其应用的目的主要是预防和治疗炎症的扩散及血行全身感染。根据脓液培养和药敏,选择最敏感的抗生素联合应用,如头孢类加氨基糖苷类联合应用,其协同作用较好。

3.高压氧治疗慢性化脓性骨髓炎

1968 年 Slack 报道了用高压氧治疗慢性化脓性骨髓炎,后国际上应用颇多,我国也有用此方法治疗本病的。此可单独进行高压氧的,也有于术前术后配合手术应用的,一般用 28 个绝对大气压,每 60 分钟 1 次,每天 1 次,连续 30 次为1 个疗程,休息 1 周后再治疗 1 个疗程。动物实验证明高压氧吸入可以改善骨病灶局部的低氧分压状态,促进机体对感染的抵抗力。因此,应用此方法术后更为适合。

4.手术治疗

相当一部分慢性骨髓炎,尤其伴有大块死骨游离、无效腔及多个窦道者,宜手术行病灶清除,包括彻底切除窦道、摘除死骨、搔刮病灶无效腔中的坏死组织、脓液、炎性肉芽组织等手术。手术配合有效抗生素及中药的应用,才能取得更好的疗效。

(1)碟形手术:是一个经典的慢性化脓性骨髓炎手术。此手术适用于大部分骨病灶已愈合,只有小块死骨,无效腔不大者。其原理是清除病灶后,残腔用凡士林纱布填塞,通过慢性引流,使残腔、肉芽组织增生并瘢痕化填塞其腔而愈合。当窦道周围软组织丰富时,也可直接缝合。此手术更适用于窦道不多,病程不太长,病灶不太大,周围软组织丰厚,皮肤条件较好者。

(2)病灶清除、肌瓣、大网膜或自体松质骨填塞术:在慢性骨髓炎或亚急性发作后,全身情况较好时,可选用病灶清除,包括彻底切除窦道,摘除死骨,搔刮病灶中的脓性、炎性肉芽组织、坏死组织及无效腔壁,并适当扩大骨髓腔,尔后撒入抗生素并用肌瓣、大网膜或自体松质骨填充。此种手术方法与碟形手术的适应证和优点大体相同。

(3)病灶清除术加药物链置入术:将病灶清除后,用庆大霉素或头孢菌素类放入聚甲基丙烯酸甲酯制成的直径在 6~8 mm 的小球,用细小而不生锈的钢丝串联起来,每串 30 个左右,变成庆大霉素链或头孢菌素链珠,将其置入清除了的病灶腔内端,以填充之,链珠的1、2株留置缝合的切口外,每天拉出一颗,肉芽组织即会逐渐随之填补无效腔。这种用庆大霉素制成的链珠进口于德国,链珠用于局部,其局部的药物浓度是全身用药的200倍,故杀菌能力强,疗效好。

(4)病灶清除加持续闭合冲洗引流术:对于窦道不太多的慢性化脓性骨髓炎,应将窦道完全切除。但对复杂性慢性化脓性骨髓炎,如胫骨骨髓炎、髓腔全段已被侵犯,死骨多个、大小不一,窦道内外、前后、上下皆有,时间较久,皮肤部分条件不太好者,应靠一侧尽量将窦道切除,胫骨劈开(保留近关节部分),死骨、肉芽组织、坏死组织、脓液等彻底清除;对慢性骨髓炎死骨较大者,病灶彻底清除术后,上两种情况仅靠肌瓣、大网膜、自体松质骨、抗生素血凝块等填塞消灭无效腔,虽给予有效抗生素的治疗配合,而经一期缝合,复发率仍很高,有的切口亦难保住,故应行闭合持续冲洗引流,疗效才比较可靠。其方法是:病灶彻底清除等后,敞开无效腔,内置持续冲洗管,位置低的位置置引流管,两者皆根据病灶范围旁开相应侧孔,以利于冲洗引流,冲洗管内持续放入足够浓度、有效抗生素灌注冲洗,负压引流,尽量保留2周左右,既可保住切口,又可使病灶愈合。

(5)带血管蒂骨肌皮瓣移植术:对于有些慢性骨髓炎,窦道、死骨形成,甚至皮肤缺损,或已伴有病理性骨折、炎症难以控制者,可行带血管蒂骨肌皮瓣游离或交叉皮瓣或吻合血管移植术。可根据具体情况,选取相应的组织作移植。

1)带血管蒂的皮瓣、肌皮瓣移植术:此手术适应于慢性化脓性骨髓炎病灶清除术后,局部有较大的软组织缺损者,可选择病灶邻近的带有知名血管的皮瓣,既可修复缺损的皮肤,又可根据需要用肌皮瓣填充病灶清除术较大的骨腔。如小腿的中上段可选用腓肠肌内侧来作肌皮瓣移植。小腿下1/3段足、踝部慢性骨髓炎合并慢性溃疡,常分别选择小腿内、外侧岛状逆行皮瓣,带血管蒂的足底内侧皮瓣、足背皮瓣等移植修复创面等。

2)吻合血管的皮瓣、肌皮瓣移植术:慢性化脓性骨髓炎,病灶清除术后遗有较大的软组织缺损,或局部内慢性溃疡、窦道周围皮肤条件很差,可选用此手术,寻找设计可吻合的动静脉,切除血液循环差的窦道周围组织,游离出相应的动静脉,与皮瓣或肌瓣血管蒂的动静脉吻合。临床常可选用的为背阔肌皮瓣、肩胛皮瓣、股前外侧皮瓣、小腿内侧皮瓣、小腿外侧皮瓣、足背皮瓣等。

3)带血管带骨肌皮瓣移植术:慢性化脓性骨髓炎病灶清除后,有骨缺损或慢性骨髓炎合并有骨不连者,可选用此手术方法。如邻近有可供选择的带血管蒂肌骨瓣、病灶局部条件尚可接受此种手术治疗为最好。如胫骨慢性骨髓炎病灶清除术后,皮肤及软组织缺损,或慢性化脓性骨髓炎虽经治疗,仍合并有感染及不连接、皮肤条件较差,可选用同侧带有血管蒂的小腿外侧腓骨骨肌皮瓣转移术。如若局部的皮肤血管条件差,限制不宜做同侧或邻近的皮瓣转移,可选用带血管蒂的皮瓣、肌骨皮瓣交叉移植术,效果亦良好。如胫骨慢性骨髓炎,患腿骨不连伴感染,且患肢软组织条件亦很差,可选用对侧带腓动脉血管蒂皮瓣或肌骨皮瓣,或带胫后动脉血管蒂的皮瓣或胫骨肌骨皮瓣交叉于对侧患肢移植术,病灶清除彻底后,骨瓣上、下可用螺丝钉固定,此种方法因对侧骨皮瓣血运良好,疗效当更好。

4)吻合血管的骨或骨皮瓣移植术:慢性化脓性骨髓炎合并骨缺损或骨不连,或合并有皮肤缺损者,或临近没有可供选择的带血管蒂皮瓣或骨皮瓣,可选择此种手术。临床上常选用的骨或骨皮瓣的供应有:髂骨或髂骨皮瓣移植(包括旋髂浅血管、旋髂深血管及吻合第 4 腰椎髂骨或髂骨皮瓣移植);吻合血管的腓骨或腓骨皮瓣移植;吻合血管的肩胛骨或肩胛骨皮瓣移植;吻合血管的胫骨或胫骨皮瓣移植术。

5)吻合血管的带蒂大网膜移植术:对于慢性化脓性骨髓炎病程长久、病变范围大、病变部位局部骨质硬化,皮肤大面积溃疡,局部血运很差者;或病灶清除术后遗留较大面积的软组织缺损而不适用于无条件行肌瓣或它物质充填者;或远端肢体肿胀为静脉或淋巴回流障碍者,以上几种情况皆可行吻合血管或带蒂大网膜移植术。大网膜移植后,通过与移植部位的软组织、骨膜建立血管吻合,即可改善局部的血液供应,使有效的抗生素可进入局部并达到相应的浓度,起到杀菌作用。同时,也增强了局部骨及软组织的抗感染力。

手术时,可根据不同的病变部位及其局部条件,相应地选择吻合血管的大网膜移植于病变部位,一般疗效都比较肯定。因大网膜具有丰富的血液循环,其移植后极易迅速与受区建立侧支循环,具有很强的修复能力与抗感染力;而且因大网膜上有丰富的淋巴管,吸收渗出液体的能力也很强,这样,移植后的局部组织将很快建立新的血液循环。

慢性化脓性骨髓炎所以治疗后会反复发作,相继出现多个窦道或死骨而难以根治,其主要原因之一是局部缺乏良好的血液供应、抵抗力差、抗生素很难在局部病灶达到有效的浓度。而显微外科作血管吻合,或带血管蒂的肌皮瓣、肌骨皮瓣,或带蒂大网膜移植不仅给局部带来了良好的血液供应,移植更替了血液循环差、不健康的肌骨皮肤组织,也填充了原病灶的无效腔等,这就等于改造了病灶肢体局部血运或带来了鲜活的健康组织,此时再给以抗生素的应用,效果就会更好。临床上即使局部坏死组织仍在,分泌物仍较多的慢性化脓性骨髓炎,用此法一次性手术,效果亦良好。

(四)合并症、并发症

1.全身并发症

慢性化脓性骨髓炎影响全身的并发症主要是指贫血和低蛋白血症。因该病迁延日久,且长期反复急性发作,全身发热和局部窦道相继出现或反复脓性分泌物流出,使患者心绪不宁,且会对身体产生慢性消耗,身心俱损,久之,出现贫血和低蛋白血症,抵抗力降低。故对此并发症患者,给予鼓励,使其具有战胜疾病的信心,同时少量多次输血或人体清蛋白,增强自体免疫力。

2.病理性骨折

慢性化脓性骨髓炎当病变广泛,死骨较大而未完全游离,骨包壳尚未形成或骨包壳不坚固时,轻微的外力,如不当肢体扭转、撞击、折顶即可造成患处骨折,而成病理性骨折。故在此期间,应给予制动,如石膏、夹板、肢体固定套或牵引以固定,以预防病理骨折的发生,待骨包壳完全形成,方可解除固定。有条件的可用积极的办法治疗,如带血管蒂肌骨瓣或游离血管蒂肌骨瓣移植,尔后石膏固定3个月左右,此方法更好。

3.化脓性关节炎

干骺端的化脓性骨髓炎,其脓肿可通过骨骺端的血管交通支穿破关节软骨直接进入关节腔;也可因干骺端位于关节囊内(如股骨颈),股骨干骺端骨髓炎,脓肿穿破干骺端骨皮质即进入关节囊内,关节内脓液破了关节软骨及软骨下骨质、关节囊,即使经治疗化脓性关节炎治愈,也将因脓液穿破了上述组织而使关节囊挛缩、关节内粘连、瘢痕、增生破坏而关节强直,如强直在非功能位,会严重影响关节的功能,尚需手术予以矫形治疗。其预防方法,除了有效的中西医结合治疗外,肢体制动在功能位十分重要。

4.肢体短缩畸形

发育期患慢性化脓性骨髓炎患者,病变侵犯骨骺和骺板线,就可影响患者的正常发育,随着年龄的增长,患肢会出现短缩畸形,病骨的成角畸形或一侧骨骺板破坏早闭,也可导致关节的内翻或外翻或弓形畸形,如骺板中心破坏严重,其周围尚好,骺板的周围可继续增长,中心部分停止生长,形成杵样短缩畸形。也有少数骨骺板受炎症刺激后,局部血运丰富,过度生长,反而使患侧肢体长于健侧者。对于畸形,待肢体停止生长发育,病情稳定相当一段时间后,行矫形(如肢体延长、截骨矫形术)术。

5.骨不连接

造成慢性骨髓炎所致骨不连的情况可有：一是骨包壳尚未形成之前,摘除了大块死骨,形成骨缺损;二为病理性骨折发生后,未进行有效的制动和其他治疗。由于局部的血液循环差,炎症所在,断骨的生长十分困难,最后瘢痕连接局部,假关节形成。此种情况形成后,可行病灶清除、带血管蒂肌骨瓣或骨皮瓣移植术。

6.恶变

慢性化脓性骨髓炎病程在 10 年以上者,尤其中老年患者,有的窦道周围长期受到分泌物、炎性刺激后,皮肤角化,最后恶变成鳞状上皮癌。窦道内壁的类上皮细胞亦有发生恶变的,极少有演变为肉瘤的。一旦恶变,局部疼痛加剧,窦道扩大,轻轻触碰即出血,分泌物增多且恶臭。患处肉芽组织增生、呈菜花状外翻。除此以外,也有少数骨质发生恶变的,其 X 线上显示,在原慢性骨髓炎影像的基础上,而发生广泛的溶骨性破坏,在窦道深部的骨质呈现边缘性宽基底的溶骨性破坏,骨膜反应少,有时可见病理性骨折,如有此种情况,当怀疑慢性骨髓炎发生了恶变的可能。针对这种情况,必须认真对待,应作病理检查,如已确诊,应作病变广泛切除或截肢手术,以挽救、延长生命。

三、局限性骨髓炎

局限性骨髓炎,又称慢性骨脓肿,其属于特殊类型的慢性骨髓炎。是指一种侵犯长骨端松质骨的孤立性骨髓炎,由英国外科医师 Brodie 于 1830 年首先报道,其于 1850 年首先在其著作中论述了此症的临床特征,故此得名 Brodie 骨脓肿。好发于儿童及青年,以胫骨下端为最多见,其他部位如胫骨上端、桡骨下端等也可发生。一般认为是由于毒性较低的化脓性细菌所引起的感染,但有一部分病例,脓液培养并无细菌发现。局限性骨髓炎当属中医的"骨痈疽"范畴。

(一)病因病理

病因不明。一般认为化脓性细菌侵入干骺端,干骺端血管迂回、血流缓慢,细菌随血流至此;或局部外伤,细菌侵入。细菌流至此处后,因其毒性较低,或躯体抵抗力较强,细菌生长发育受限,仅留局部小的脓巢。随着年龄的增长,局部的劳损,遇及抵抗力低下时,即可能局部细菌生长活跃或局部脓液刺激周围组织,而引起发病。

中医认为,损伤之躯,又如湿邪侵袭,伤及经络,络脉不通,必有瘀血气滞,湿邪(痰)与瘀血相搏,蕴久化热,腐骨损筋,液化为脓。正气旺盛,痰瘀虽结,邪正消长,脓毒仅局部隐存,遇时而发。不发如常人,发时即局部红肿热痛。

（二）临床表现与诊断

1.临床表现

本病病程较长，起病时多无明显急性症状，全身可无症状或症状轻微。可能于数月或甚至数年后第 1 次急性发作时，局部才能出现红、肿、热、痛现象，但疼痛和肿胀并不剧烈，全身亦无明显中毒症状。局部症状可反复发作，但多可有缓解间歇期，每当抵抗力低下或过度疲劳时，容易复发。常见发病部位在胫骨的远近干骺端，亦可发生于桡骨下端、股骨颈部。此病虽是化脓性骨髓炎，但不穿破皮质骨、皮肤，不会形成窦道。病灶清除，标本送检及培养，约半数无细菌生长。实验室检查，白细胞计数、血沉大多正常。经治疗和休息后，症状多可好转，但易复发。

2.诊断

起病时多无明显症状；常反复发作。急性发作时，局部可出现红、肿、热、痛，但多无全身症状；实验室检查：白细胞计数及中性粒细胞多正常或稍高，血沉大多正常；用抗生素或中药外用或休息后多可好转；X 线片示：于长骨干骺端可见及 1～2 cm 大小的圆形或椭圆形透光区，其周围可见到界限明显、密度增高的硬化骨影。

3.鉴别诊断

（1）骨结核：长骨干骺端骨结核与 Brodie 骨脓肿有的鉴别有一定困难。一般结核发生在干骺端其破坏范围较广，破坏区 X 线显示透光，其周缘多不整齐，且骨密度多不增加，其骨破坏区内可有死骨影像，骨干侧可有骨膜增生。此外骨结核易扩散进入关节腔，并发关节结核。未扩散和其他细菌未交叉感染者，局部无红肿等临床征象。

（2）骨囊肿：病变多发于 7～15 岁，但任何年龄皆可发病，可始发于长骨干骺端。但随着年龄的增长，囊肿位置可逐渐被移向骨干的中部，多呈不规则的椭圆形。常见于肱骨干骺端，其次为股骨。典型的活动性骨囊肿其 X 线征象为：①囊肿为邻近骨骺板的干骺部中心性病变，但不能超越骨骺板，股骨上端病变可邻近大粗隆骨骺；②其长轴与骨干方向一致，显示为基底部在骨骺板侧的截头圆锥体；③其横径往往不能大于骺板；④其透光区为不规则的椭圆形，边缘清晰；⑤骨质囊壁呈波动性扩张状态，很少有新骨增生和骨质致密现象；⑥少数囊肿骨壁因有骨崤，可能显示假性多房性囊肿阴影。此病患者平时无疼痛，局部无红、肿、热、痛现象。

（3）骨样骨瘤：多见于青少年和成年人。发展极慢，为单发性。最常见于胫骨或股骨的骨干皮质下、皮质内、骨膜下、有时也出现在海绵骨内。疼痛由间歇慢慢变成持续性,但休息时,夜间疼痛加重。早期,只能看到皮质较小范围的圆形,或卵圆形,直径 0.5～2.0 cm 透亮区,为偏心性,内含致密块即所谓的瘤巢为特征。以后,随着病变的发展,可显出皮质增厚及硬化,硬化范围可累及骨的相应部分,甚至可以扩展到海绵骨。出现在干骺端时,其直径可达 4～5 cm,其溶骨变化与骨巨细胞瘤相似,但其扩张倾向不很显著。穿刺或针吸活检多可明确诊断。

(4)骨嗜伊红细胞肉芽肿:多见于 10 岁以下儿童,长骨发病多在股、肱、尺骨或其干骺端,少有侵犯骨骺。发病多无全身症状,局部主要表现为红、肿、热、痛和压痛。化验检查,白细胞和嗜酸性粒细胞增高,血沉加快。X 线表现为单房或多房囊状破坏区,囊肿周围有骨质增生硬化或骨膜反应,当出现病理性骨折后,骨膜反应更明显。

(三)治疗

1.中药治疗

局限性慢性骨髓炎的治疗,中医根据辨证施治,用清热解毒、活血破瘀、破积攻坚中药外敷、内服。发作期治宜解毒散瘀、活血通络,方用仙方活命饮合醒消丸。局部红肿热痛者,可用鲜草药外敷,或用骨疽拔毒散、骨炎灵散外敷。中药内服外敷或用抗生素治疗虽可控制症状,但病灶难以根除,容易复发。

2.手术治疗

局限性骨髓炎多主张手术治疗。术前术后可适当应用抗生素预防感染,病灶定位后,术中局部切开皮肤凿开病灶,彻底刮除病灶内的肉芽组织及黏液样脓液,凿除脓肿壁及硬化骨,送病理及培养,冲洗病灶腔后,放入链霉素 0.5 g 或庆大霉素 1 支,再取自体髂骨块,填塞空腔。此种手术一般较彻底,效果满意,预后良好。

四、硬化性骨髓炎

硬化性骨髓炎是骨组织的一种低毒性感染。可能因为其感染的毒力较弱,而不形成脓肿和骨中死,亦无死骨形成。由于强烈的成骨反应,表现为一段骨干的皮质增厚、增生、硬化、骨段变形,故有人称为特发性皮质硬化。

本病的病程长,发展缓慢,临床并不少见。本病与负重行走较多或劳累有关,局部多有钝痛,发作时区间加重,一般全身症状较轻微。多发生于长管状骨骨干,如股骨、胫骨、腓骨、尺骨及跖骨等。

(一)病因病理

硬化性骨髓炎发病真正原因尚不明确,但总以体虚受损为主,或因外感风寒湿毒,或因病后余邪未清,或因七情不和,筋骨损伤,邪毒与气血相搏,凝滞交结于骨,使其营卫不通,筋骨失养。但因其侵袭缓慢而不甚,一般不易腐骨化脓,故症见患处坚硬,漫肿隐痛不适,缠绵难愈。凝结日久,亦有化火可能,故后期可有骨质破坏,甚或穿溃皮肉。

西医学认为,低毒性感染,隐渐而缓慢,毒素产生炎症刺激于皮质外,骨膜内层受炎症刺激,成骨细胞增生活跃,缓慢沉积于皮质外层,如同骨折的二期愈合过程,日久皮质骨有如梭形,因是炎症所为,故密度增高。遇及抵抗力降低,或局部疲劳,或受寒凉,炎症反复,症状加重,刺激骨膜,出现疼痛、胀痛。

(二)临床表现与诊断

1.临床表现

无明显诱因,多为下肢大腿或小腿疼痛,呈酸痛或胀痛,常为劳累或受凉后产生。反复发作,时轻时重,病程持久,日后患肢慢慢出现漫肿,压之质硬,全身多无明显不适。

2.诊断

患处酸胀疼痛,时轻时重,夜间加剧;局部漫肿坚硬、压痛,多无明显红热;劳累或久站或行走稍多,疼痛加重。上述症状,长期存在,可反复发作而加重,极少有皮肤破溃,时流稀水。全身一般无菌血症状,发热者甚少。血培养一般为阴性。X线片显示发作一段时间后,可见到长骨一段骨皮质增厚、硬化,但无破坏或死骨。病久,整个病骨骨密度增高,严重时,增厚的长骨骨皮质呈梭形,体积增大,甚至严重者髓腔狭窄乃至消失,大多皮质表面仍较光滑,有些略不规则,在硬化区偶有小而不规则的骨质破坏,但周围软组织无肿胀阴影。

3.鉴别诊断

(1)恶性骨肿瘤:如尤文肉瘤,该肿瘤进展快,疼痛剧烈,骨髓腔破坏和膨大,有洋葱皮样骨膜反应。硬化性骨肉瘤有放射状骨膜增生和肿瘤骨,病变可穿入软组织引起肿块。

(2)骨梅毒:梅毒近年来有反复,骨梅毒亦有上升趋势。其亦多发于长骨干,皮质骨增厚,发生于胫骨者可有"军刀腿"样X线,亦具夜间痛之特点,但其骨膜反应明显。血清梅毒反应可资鉴别。

(3)畸形性骨炎:为骨组织代谢紊乱性疾病,一般多骨同时发生。本病国内较少见,X线片示,长骨干皮质增厚弯曲,骨内结构完全改变,皮层与髓腔界限不清,致密影和透光影相混杂,呈不规则的蜂窝状。

(4)骨样骨瘤:主要症状为疼痛,由间歇性变为持续性,尤以夜间或休息时痛重是本病的特点。X线上典型表现为,位于骨干皮质部位的圆形或卵圆形透亮区,直径一般不超过 2 cm,在其外围,可看到致密增厚的皮质影像,其病变范围一般不及硬化性骨髓炎广泛。

(三)治疗

1.全身用药

西医学可予以静脉滴注抗生素及对症予以消炎止痛类药物内服。中医学辨证辨病相结合内服中药,方用仙方活命饮合醒消丸,以解毒散瘀、活血通络,适用于局部皮质骨硬化增厚、压痛者。如若病程长,X线见皮质硬化区内有小而不规则的骨质破坏,局部疼痛,压痛,并有局部皮色微红或身热者,可用五味消毒饮合透脓散,配服醒消丸,以清解热毒、活血破瘀、扶正托毒。

2.局部治疗

(1)中药外治:阳和解凝膏掺蟾酥丸末外贴,可温化寒痰,散瘀解毒,以消肿止痛。破溃者,局部搔刮后换药,以促其愈合。发作期疼痛剧烈者,局部制动,可逐渐缓解疼痛。

(2)手术治疗:对病变范围广,周围皮质骨皆增厚,髓腔狭窄甚或消失时,可行手术切除一侧骨皮质或开窗引流髓腔内的渗液,使骨内压力降低,改善局部血液循环,缓解疼痛。也有学者主张在增厚的皮质骨处钻孔引流改善循环,但效果较差。也有的学者指出,在凿除增厚的皮质骨时,针对 X 线上的透光部位,寻及小的病灶,将其肉芽组织或脓液刮除,疼痛即可得以逐渐缓解,骨皮质增厚即可停止。

中医药内服外用虽可使疼痛或症状暂时缓解,但要使硬化增厚的皮质骨得以恢复正常血运,骨纹理出现,疼痛消失,往往需要半年甚至更长时间,且不是所有的患者都可达到此种效果。对严重的病变广泛者,手术效果可能更好。

第二节　化脓性关节炎

一、概述

关节的化脓性感染称为化脓性关节炎。其感染可发生于任何年龄,多见于小儿和青少年,男多于女。髋、膝关节最多见,其次是肩、肘、踝和骶髂关节。化脓性关节炎的发病多呈急性过程。化脓性关节炎属中医关节流注和骨痈疽范畴。

关节是连接骨骼的枢纽,每个关节都包括关节面、关节囊和关节腔 3 种基本结构。构成关节的骨端为表面光滑的软骨组织所覆盖。关节囊的内层是滑膜,能分泌滑液,减少关节运动时的摩擦,并营养关节面;外层由坚韧而富于弹性的纤维层构成,既起连接作用,又可稳定骨端,有利于关节的正常运动。关节腔是关节囊内两骨端的间隙。关节囊内有丰富的神经末梢分布,当受到炎症和压力刺激时,将作出各种疼痛反应。长管状骨的近关节端为干骺端,主要由松质骨构成,其血运丰富,但血管弯曲迂回,血流缓慢,细菌容易在此沉积、滞留。在儿童以前,骨骺板未闭合,干骺端血运不穿过骺板进入关节腔,故此为一道防线,一旦这道防线被炎症穿破,脓液将会进入关节腔。当干骺端位于关节囊内(如股骨颈)时,干骺端的炎症即会引发关节的感染。

(一)病因病理

从病因看,化脓性关节炎的感染途径可由身体其他部位的感染病灶,如疔、痈、疖、疮或其他人体破损处,细菌经血液循环流注感染至关节腔,即血源性播散,但亦有找不到原发病灶者。也可因关节附近原发于干骺端的骨髓炎,炎性细胞直接蔓延而至。也可由关节破损,细菌直接由创口而入者。最常见的致病菌为金黄色葡萄球菌,占 50%～85% 甚或以上,其次为链球菌、大肠埃希菌、脑膜炎双球菌、肺炎双球菌等。

细菌进入关节腔,发生关节感染后,将会出现一系列的病理变化。首先引起关节滑膜的充血、水肿、白细胞浸润,产生清澈的浆液性渗出液,内含大量的白细胞;病情发展,炎症加剧,渗出液增多且变得黏稠混浊,内有脓细胞,纤维蛋白沉积黏糊着软骨面,不仅妨碍了软骨营养物质的摄取,阻碍了其代谢物质的排出,同时又会因其产生的大量溶酶物质,破坏了软骨的基质,使胶原纤维失去支持,在负重和活动时使其断裂、破坏;当病情失控,关节腔内脓液形成,其释放出的蛋白分解酶溶解和破坏关节软骨,炎症侵及软骨下骨质和关节囊周围,甚至软组织内形成脓肿,穿破皮肤形成窦道。此种病情的发展即为浆液渗出期、纤维蛋白渗出期和成脓期 3 个阶段,此 3 个阶段逐渐发展演变,并无明确界线,但有时某个阶段又可单独存在。

中医认为,由于人体正气不足,感受暑湿邪毒,或热毒余邪流注关节,或伤损瘀滞,积久热腐为毒,或关节创伤、穿刺染毒,上述诸因,毒蓄关节,经络阻滞,气血瘀涩,水湿内生,蕴热化脓,腐筋蚀骨,成为本病。在其发生、发展演变中,始终存在着"正邪相搏"的抗争和"邪正消长"的过程。亦即正盛邪弱之时,病情逐步趋向痊愈;正虚邪盛之期,病期恶化,治疗不当,终成关节纤维性僵直或骨性强直。其中医分期辨证,即早期为湿热期、中期谓酿脓期、后期称脓溃期、残留症状为恢复期。

(二)临床表现与诊断

1.临床表现

化脓性关节炎临床表现多是急性发病,其起病前可能有身体其他部位的感染病灶,或有外伤史。

(1)初期:亦即浆液渗出期,中医谓湿热期。全身症状:初为全身不适,很快出现恶寒发热,随之寒战高热,体温高达 39～40 ℃,汗出。舌苔薄白,脉紧数。局部症状为关节疼痛、肿胀、压痛,皮温增高。

(2)中期:即纤维蛋白渗出期,中医称湿热酿脓期。上述症状进一步加重,全身中毒症状明显,患者寒战高热,大汗出,小儿往往会出现惊厥,痛使患儿日夜喊叫,彻夜难眠,体温高达 40 ℃以上,脉数或洪数,苔黄腻。关节局部红热肿胀、跳痛、剧痛,拒按,关节穿刺为混浊黄色液体。因炎症刺激,肌肉痉挛,患者不敢活动关节,而关节处在屈曲畸形位置。

(3)后期:即脓性渗出期,中医谓其脓溃期。上述全身发热中毒症状不减。如若脓液穿破关节囊,则局部皮肤可出现潮红,水肿,疼痛减轻;如若脓液穿破皮肤外溃,窦道形成,全身症状很快减退,而虚弱体征显现突出,神情疲惫,面色无华,舌淡苔少,脉细数等,此时关节破坏,筋骨受损,关节畸形。穿刺或窦道口内流出脓性液体。

(4)康复期:经过治疗,肿痛大体消失,炎症消除,病灶愈合,全身情况恢复尚好,唯关节僵直或畸形,活动障碍,有为关节囊挛缩粘连者,有为关节软骨破坏、关节部分骨性连接者,遂成为残留遗症。

2.诊断

(1)起病前:身体其他部位有感染病灶,或外伤,或有全身感染病史。

(2)全身症状:发病多急骤,迅速出现脓毒血症、败血症之征象。

(3)局部表现:发病关节剧痛,局部皮肤红热,关节肿胀失去解剖标志,拒按压,区域性淋巴结肿大或压痛,关节周围肌肉痉挛,关节常处在半屈曲位而不敢移动,关节功能障碍。

(4)实验室检查。①血液检查:白细胞总数及中性多核白细胞明显增多。早期血培养可能为阴性,但以后多次培养有助于诊断和治疗。②关节穿刺和关节穿刺液检查:此种检查在诊断和治疗上意义重大,尤其对早期诊断更有价值。穿刺务必在无菌操作下进行。穿刺液除作肉眼观察外,应作细胞计数、分类计数、黏蛋白凝块试验、涂片革兰染色检查、细菌培养和药敏试验等。肉眼检查早期可能为淡黄色澄清液体,继而成黄色混浊现象,晚期为脓性液体。镜检早期有红细胞、多量白细胞,但无病菌;中期除可见上述现象外,还出现多量的纤维蛋白。晚期可见到脓细胞、细菌和坏死组织。

(5)X线检查:早期骨及软骨无变化,仅见关节间隙增宽,关节腔内积液,关节周围软组织肿胀,关节囊边界稍模糊。继之关节腔膨胀更明显,关节周围软组织肿胀更显著,甚或关节有脱臼征象,关节附近骨质脱钙,骨端骨质疏松。晚期关节间隙狭窄,关节面破坏。如病变轻微,治愈后仅发生增生性关节病;严重者,可见关节脱位,关节间隙狭窄模糊且畸形(纤维强直),甚至关节面破坏,间隙部分或全部消失,代之以骨小梁通过而成骨性强直。

3.鉴别诊断

(1)关节结核:如关节结核发病较急,而化脓性关节炎如发病较缓慢者,局部症状体征相似,不易鉴别,但关节液的化验检查多可予以鉴别。

(2)急性血源性骨髓炎:此病的临床表现与急性化脓性关节炎相似,但病变的局部压痛、红肿以干骺端为主,而关节的活动受影响多不大。当然,这两个病的演变过程中,可以互相影响、相互侵及,并可同时并存。

(3)风湿性关节炎:此病常为多个关节呈游走性疼痛或肿胀,可作为主要鉴别点。另外,关节液的检查,无脓细胞及细菌生长,血清抗链球菌溶血素"O"试验常为阳性。

(三)治疗

根据病理变化,急性化脓性关节炎应在早期即浆液性渗出期作出诊断,及时有效的治疗,是确保肢体功能恢复正常、不致残留后遗症的关键。但在临床上,常可见到因各种原因,病情已发展到中期即纤维蛋白性渗出期方才入院就诊者,此时,如能把握时机,进行中西医结合治疗,仍可收到明显的效果,使肢体的残留后遗症的可能性降低到最低。对关节功能部分僵直者,中医辨证内外用药,仍可恢复或部分恢复关节功能。

具体治疗方法:早期,中药内服、外敷效果良好;但若细菌毒力强,或患者体质较弱,可配合以足量有效的抗生素静脉给予更为恰当。中期,在局部穿刺、冲洗引流或持续灌注冲洗引流的基础上,加上全身有效抗生素的注入,或以中药内服,疗效较可靠。晚期,应在病灶清除的基础上,给予全身支持疗法或中药扶正驱邪为妥。中医药应用于恢复期,对关节功能的恢复十分必要,但对有些骨关节僵直或畸形者,手术的松解和矫形仍十分需要。

1.早期

(1)内服药物。

1)暑湿热毒证:化脓性关节炎初期多属此型,关节局部红肿热痛,可用泻火解毒、清热利湿方加味。可用黄连解毒汤加牛蒡子、薄荷、连翘、玄参、甘草等。以泻火解毒,疏风祛邪。或用五神汤加减。因感受暑湿邪毒发病者,加佩兰、藿香、薏苡仁、泽兰、六一散等;因热毒余邪发病者,加生地、牡丹皮、野菊花、天葵子等;因蓄瘀化热发病者,加桃仁、丹参、当归尾、土鳖虫、三七等。

2)风寒外束证:化脓性关节炎早期,恶寒发热,关节肿痛,可用荆防败毒散加连翘、山栀、牛膝、木瓜等。以清热解表,消肿止痛。

(2)中药外用。①清热解毒,消肿止痛:可选用蒲公英、紫花地丁、四季青、马齿苋、乌蔹莓、芙蓉花叶、野菊花、七叶一枝花等新鲜草药,洗净后加少许食盐,捣烂敷患处,每天或半日更换1次。②清热解毒,散瘀消肿:方用金黄(散)膏,调膏外用。③消肿止痛,清热解毒:方用拔毒消疽散合骨疽灵散加味,有消肿、止痛、清热解毒作用,临床应用效果良好。以冷开水调制成稠糊状,直接敷于患处关节,药厚1 cm,一天2次。

(3)其他疗法。

1)全身治疗:早期控制症状、消除局部炎症是防止关节残留后遗症的关键,一般来说,用上述中药内服、外敷辨证施治,多可治愈。但因该病多发于少年儿童,有相当一部分患者及家属不愿内服中药,或者病菌毒素太强,单纯内服中药病情不易控制。此时,应当用中西结合治疗,以西药的杀菌、抑菌,中医的辨病辨证内外用药,二者相互协同,取长补短,以确保早期治愈。加强全身支持疗法,纠正水电解质紊乱,给予高蛋白饮食,提高全身的抵抗力,早期给予足量、有效的广谱抗生素联合静脉滴注等。

2)局部治疗。①患肢制动:解除肌肉痉挛,减轻疼痛,防止肢体畸形发生。其方法,可用石膏托、夹板或皮肤牵引,将患肢固定于功能位。②关节穿刺抽液冲洗并注入药物:早期及早抽出关节内渗出液,尔后注入生理盐水,反复冲洗抽净冲洗液,再注入冰黄液或黄连液,或有效抗生素,每天或隔天1次。关节渗出液抽出,再予以生理盐水冲洗抽净后,关节腔内压力得以减低,可减轻关节胀痛,同时又可减少蛋白分解酶对关节软骨的破坏。关节腔内用药,较全身用药可靠,病灶处药物浓度高,完全可达到有效杀菌、抗菌浓度,效果良好。但有报道,仅用青霉素 G 钾盐注入关节腔,短期疗效良好,却易复发。

中西医结合治疗,不仅疗效确切,且由于中药的参与,病变的复发率明显降低,这可能与中药提高机体免疫力的作用有关。

2.中期

(1)内服药物。

1)热毒成脓:用托透法,方用透脓散加用黄连、金银花、紫花地丁、连翘、牡丹皮、知母等。

2)毒盛正虚:用补托法,方用托里消毒散加减,其既有清热解毒之功,又有补虚托透之力。

(2)外用药物:浆液纤维蛋白渗出,如肉眼所见穿刺未见脓性改变,仍可用上述早期外用中药敷之。

(3)其他疗法。

1)全身治疗:病情发展至此期,必须综合治疗,积极抢救关节,以期尽可能使关节后遗症降到最小的程度。此期应给予大量支持疗法,如少量多次输新鲜血液或血浆、人体白蛋等。此时,脓液培养多可找出细菌,应以此为依据,采用大剂量有效的广谱抗生素联合应用,争取在最短的时间内最快地控制症状。

2)局部治疗。①套管针穿刺冲洗或持续灌注冲洗术:采用胸腔或腹腔导管针在病变关节部位两个不同的穿刺点进行穿刺,成功后各置于一根硅橡胶管,一根作为冲洗管,另一根作为负压吸引管。此方法可避免反复多次穿刺,减少继发感染的机会。关节内的渗液得到持续性的吸引,可减少关节内的压力,同时,由于冲洗液内含有高浓度有效的抗生素,能有效地杀灭致病菌。由于冲洗并引流(负压吸引),关节液被持续置换,可较长时间减少关节内的细菌及毒素的浓度,直至消除,这样就可减少关节软骨被溶解、侵蚀和破坏。本方法疗效可靠,在防止或减少关节内粘连、恢复关节功能方面有很大作用。此种疗法因所置入的硅胶管较细,适用于化脓性关节炎浆液渗出期或纤维蛋白渗出期的较早期,如果病程已到晚期,关节腔内有黏稠的脓液和坏死组织,此种方法则不适宜,因其管腔易被堵塞。对关节位置较深者,如髋关节,周围组织丰厚,此种方法一是穿刺困难,二是肌肉收缩易使硅胶管滑出,故也不适宜用。②关节切开排脓、抗生素置入:急性化脓性关节炎如穿刺抽吸液较黏稠,但尚未完全成脓而有成脓之势时,此时应切开排脓,敞开关节腔,用冲洗器加压冲洗,彻底清除关节腔内渗出液及坏死组织或脓苔、关节软骨表面的纤维蛋白沉着物等,再用生理盐水反复冲洗干净后,置入敏感的抗生素,作一期缝合。此种疗法之优点是敞开关节腔,在直视下清除病灶病变物质及渗液,并能将有效的抗生素直接用于细菌生长繁殖处,给予杀死。③关节切开排脓、持续灌注引流术:此种手术方法同上述关节切开排脓术,当病灶内脓液、坏死组织、脓苔、关节软骨表面的纤维蛋白附着物彻底清除干净后,再在切口的上下左右旁开约 5 cm 处分别戳洞,各置入一根硅胶管通达关节腔内,注入液体管可稍细于引流管,引流管关节腔内部分旁开 2~4 小侧孔,便于引流物进入,两管入皮肤处缝合固定牢靠,一管处接盛有庆大霉素或确切有效抗生素的冲洗瓶,另一管下接负压引流瓶,尔后分层关闭切口。手术结束当天大量生理盐水冲洗,尔后用含有有效药物的冲洗液持续冲洗。此种手术应注意两管必须固定可靠,尤其引流管,如若引流管有部分滑出,引流液将从侧孔进入关节囊外,引发关节外感染;再者,引流管内端应置入关节腔最低处,以保证关节内渗液可全部引流出,否则引流液残存于关节腔内,使细菌残留而治疗不彻底,效果不佳。冲洗引流时间可持续 7~14 天,尔后先拔除冲洗管,停止冲洗液冲洗,2 天后再拔引流管。此种治疗方法的优点,一是病灶内的坏死组织等清除较彻底;二是手术结束后用大剂量生理盐水快速冲洗,可将残留血块、脓液及坏死组织冲刷引流出来,使细菌在流动液中降低浓度,不易繁殖;三是由于持续灌注含有抗生素的冲洗液,关节内因不断引流可降低关节内张力,能持续杀菌,同时又使关节腔内减少残存细菌浓度,如此治疗,疗效良好,切口可达一期愈合。④关节制动:病变肢体用皮肤或皮套牵引,也可用石膏托固定,以使局部休息,解除肌肉痉挛,减轻疼痛,防止畸形发生。此期,全身仍应配合大量抗生素或辨证用托透中药内服之,直至患者体温、血象、血沉正常,患病关节症状消失为止。

3.后期

有的学者认为此期范围较广,它包括有急性期的脓性渗出期,也因脓液溃破后,急性炎症消退,病变坏死组织为肉芽组织所替代,残存的关节软骨周围由肉芽组织形成血管翳,进一步破坏软骨,此段当为慢性炎症期。

(1)内服药物。①正虚邪存:化脓性关节炎脓成将溃而未溃,或手术后,脓仍有而泄不畅,寒战高热虽无,但低热或日晡发热仍存,即毒邪将去或已祛但未尽,正气已伤难支撑,当以扶正透邪。方用托里消毒散加减,以扶正排脓;如热毒重者,可加紫花地丁、黄连、薏苡仁、蒲公英等加大清解热毒之力。或用托里金银地丁散加减,达清热解毒、补气散瘀之功。②正气亏虚:正气亏虚者以八珍汤加减,以补养气血。

(2)外用药物:①局部可外用五加皮、白芷等水煎加玄明粉湿敷局部,以促其局限及早穿溃。②局部红肿已消,但创口尚未愈合者,可选用橡皮膏、生肌玉红膏、红油膏等外用,以使其生肌、拔毒、长肉。③窦道形成,难以愈合者,可用五五丹药捻换药,腐其道壁,促肉芽生长;如脓水稀少,创面难长者,可用生肌八宝丹加五五丹类掺合祛腐以生肌。

(3)其他疗法:①患肢牵引制动,患肢关节因炎症而屈曲畸形,应予以牵引;有病理性脱位者,当给予持续牵引使其复位;如关节软骨和关节面有破坏,预后关节僵直不可避免者,须将关节制动在功能位。②切开排脓、灌注冲洗,方法同中期,以抢救关节,尽量保留关节部分功能。③全身仍可给予相应的支持疗法,如给予人体白蛋白或少量多次新鲜血液等输入。

4.康复期

经过治疗,病灶炎症消失,全身情况恢复良好,唯局部可能残留关节粘连、周围软组织挛缩,或关节僵直在非功能位,或已造成关节脱位、半脱位,或关节面破坏、关节部分融合,局部活动疼痛者,仍需进行康复期的中药外用、理疗按摩及必要的手术治疗。此期的用药中医主要以局部外用为主。

(1)中药外用:可用海桐皮汤、五加皮汤煎水熏洗,先熏后洗患处关节。每天2次,熏洗中即活动关节,以舒筋活络,松解粘连。

(2)其他治疗:①对关节周围因炎症所致瘢痕并伴有周围软组织的挛缩者,虽经中药熏洗、理疗等治疗,效果不明显,影响关节功能者,炎症消退后1年宜行手术松解。②对有关节病理性脱位或关节面破坏关节骨性僵直于非功能位或伴关节疼痛者,在局部炎症消退1年后,可根据需要行关节融合、关节切除、关节成形、人工关节置换等手术。③在关节功能恢复期,可适当配合推拿、按摩、理疗等治疗。

化脓性关节炎的诊断治疗方法虽然大体同上,但由于各个关节的生理解剖及部位不同,其诊断和治疗方法亦各有其特点。

二、化脓性髋关节炎

化脓性髋关节炎一般多发于少年儿童和婴幼儿,其发病率可高达全身化脓性关节炎的50%以上,是一种严重的关节感染。由于髋关节的部位深在,周围肌肉相当丰厚,患儿对检查又多不十分合作,以致延误诊断,影响治疗,导致关节僵直,患肢短缩,功能丧失,终身残疾。中医谓其为环跳疽。

(一)病因病理

化脓性髋关节炎常见的致病菌也为金黄色葡萄球菌,占75%以上,其感染途径。

1.血源性感染

患者本身就有败血症或毒血症,身体内有多处病灶,引起化脓性髋关节炎最为常见。身体其他部位有化脓性病灶,如疖痈等,当身体抵抗力低下时,细菌经血液循环入于髋关节滞留而发病。

2.直接蔓延

股骨上段及髂骨化脓性骨髓炎,直接蔓延至髋关节。腰椎化脓性感染所形成的腰大肌脓肿,经髂腰肌滑囊流向髋关节而发病。髋关节开放性损伤,细菌由伤口直接侵入髋关节而发病。髋关节手术后,由各种原因所引起的髋关节感染。

化脓性关节炎的病理根据关节渗出液的不同,亦分为 3 个阶段,代表着其化脓感染的发展过程,其病理如前所述,3 个时期并无明显界线,或长或短,炎症可停留在某一个阶段。此病发生于儿童最多,患儿股骨上段或髂骨急性化脓性骨髓炎,脓液一旦穿破其干骺端骨皮质进入髋关节,就合并形成化脓性髋关节炎,一开始关节腔就充满脓液、坏死组织,甚至有小的死骨块,关节软骨浸泡在脓液之中,溶解破坏关节软骨面,这种继发的化脓性关节炎病理过程,就无浆液渗出期、纤维蛋白渗出期,其治疗较血源性骨髓炎更为困难,预后差,往往会造成患肢的屈曲畸形。

(二)临床表现与诊断

1.临床表现

(1)病史:发病前可有全身或其他部位的感染或外伤史。

(2)全身症状:起病急,全身不适,疲倦,食欲减退,健忘寒战,高热,出现急性感染中毒症状,甚至出现败血症临床表现,如烦躁、谵语、呼吸急迫、皮下出血点等。

(3)局部表现:患髋疼痛不能站立、行走,活动时疼痛剧烈,患肢常处于屈曲、外展、外旋的被动体位,此种体位可使髋关节囊松弛,减少髋关节内的压力,减轻疼痛。由于炎症刺激闭孔神经的后支,患者尤其儿童会诉说该神经分布的同侧膝关节痛。体检时可发现,腹股沟下方饱满,触之皮温增高,压痛明显。被动活动患髋时,患者会因痛加剧而叫喊,各方向活动均受限,轴向叩击试验阳性,托马征阳性。

(4)化验室检查:血常规中白细胞和中性分类皆增高,血沉明显加快。髋关节腔穿刺抽吸出血性浆液性渗出液或脓性混浊液体。常规镜检可见大量白细胞、脓细胞;渗出液培养可发现致病菌生长及敏感的抗生素。

(5)X 线检查:髋关节平片正常时,闭孔外肌与坐骨支重叠而不显影,当髋关节化脓性感染时，闭孔外肌明显肿胀，在坐骨支下缘出现一弧形影，即闭孔外肌征；正常情况下，小儿髋臼内侧闭孔内肌影为 0.2～0.8 cm，两侧基本相等，当髋关节化脓感染时，闭孔内肌影宽超过 0.8 cm，同时，还可以看到关节囊外脂肪层影向两侧膨隆，髂腰肌肿胀，90％以上的病例在 3 天至 1 周内出现上述 X 线表现。早期的关节软组织肿胀，不单纯是炎症水肿反应，多数是化脓性病变对关节囊、韧带、附近肌腱等软组织产生的严重破坏，脓液蔓延，在软组织内形成脓肿。脓肿穿破关节囊、关节软骨被破坏后，早期可出现关节间隙狭窄，继而出现关节面的骨质糜烂破坏，破坏最严重区为股骨头软骨的负重区。严重的关节感染，关节面以外的骨边缘被侵蚀、破坏，这是由于关节囊韧带被侵及、炎症波及其周围骨骼，X 线可见及密度不均匀，或关节脱位，在干骺端可形成脓肿，甚至出现游离死骨块影，股骨头塌陷，关节头面毛糙不光滑，密度改变，软骨面严重破坏，关节间隙狭窄或消失，最后发生骨性融合，关节出现屈曲畸形。

2.诊断

有高热等全身感染病史。患侧髋部剧烈疼痛难忍，局部肿胀、压痛，活动时疼痛加剧，髋关节活动受限。托马征阳性，患肢轴向叩击试验阳性。关节穿刺抽吸关节液检查，可见白细胞及分类中性粒细胞增高，脓细胞等，穿刺液培养可发现相关细菌。X 线检查，早期关节间隙增宽，关节囊软组织肿胀影，而后关节间隙变窄，密度不均，股骨头面不光整、头颈部坏死骨块，关节脱位等。

3.鉴别诊断

(1)髋关节结核：大多患者有结核接触史或肺部结核病史。本病也多发于儿童和青少年，身体多消瘦，易哭，食欲差，盗汗，低热等，血沉多增快。发病多缓慢、隐渐，极少有急剧发病，早期诉髋关节或同侧膝关节痛，休息时轻，活动后多加重；晚期跛行，局部窦道形成，患肢短缩，但髋关节仍有活动度。X 线片、CT 有助于明确诊断。

(2)暂时性滑膜炎：本病又称一过性滑膜炎。多见于 8 岁以下儿童，发病前可能有轻微外伤史如过度跑跳等，或感冒病史。患儿可有低热，诉髋或膝痛，跛行，不敢走路。体检患侧腹股沟韧带下压痛，髋关节活动受限，X 线多无异常表现。

(三)治疗

化脓性髋关节炎的早期诊断，尤其是婴幼儿较为困难，所以当疑有本病者，应早期边按化脓性髋关节炎治疗，边积极进行检查。

1.全身治疗

在培养结果未明确前,应先选用足量的1～2种广谱抗生素静脉滴注,待血液和关节液培养及药物敏感试验有结果后,再相应的给予大剂量的抗生素联合应用。同时给予全身支持疗法,如高蛋白、高维生素饮食,必要时给予输血等。如若患者能够服用中药,可辨证施治给予相应的中草药或中成药。

2.局部治疗

(1)早期行髋关节穿刺抽液抗生素注入:在化脓性关节炎的早期,即浆液渗出期和纤维蛋白渗出期的早期,可行本方法治疗,关节腔内注入有效抗生素以杀灭细菌。但此方法不宜反复进行,因髋关节位置深在,周围肌肉丰厚,反复穿刺易损伤周围组织、或使炎症扩散。穿刺部位。①前侧途径:在腹股沟韧带中点下方2 cm,再向外2 cm处,股动脉搏动的外侧,与皮肤垂直穿刺进针。②外侧途径:在股骨大转子下缘的前侧进针,其角度与下肢纵轴成45°角、针头紧贴股骨颈前侧面进入,刺入5 cm后边进边抽吸,如抽吸出关节液即可作吸引,冲洗及抗生素注入。此种方法不宜反复应用。

(2)切开排脓,病灶清除术:根据脓肿的位置,可分别选用后侧入路或前外侧入路。前侧暴露关节囊范围较大,故选用前外侧切口即Smith-Petersen切口较好。打开关节囊后,吸除关节腔内脓液,内外旋转屈伸髋关节,清除坏死组织纤维蛋白凝块、脓苔、不健康滑膜等,反复加压冲洗关节腔,干纱布吸干液体并彻底止血后,将大剂量敏感抗生素置入关节腔,逐层缝合,术后患肢持续皮牵引。

此种方法较适用于化脓性髋关节炎中期,即纤维蛋白渗出期,晚期不易成功,故不宜用。

(3)中药草外敷:用鲜草药或清热拔毒、消肿止痛中成药敷于腹股沟韧带下方,每天1～2次,早期最适用。

(4)病灶清除加闭合持续灌注引流术:急性化脓性髋关节炎,关节腔穿刺为黏稠脓液时,或关节软骨已破坏,或股骨上移、髂骨骨髓炎延及髋关节化脓者,皆适宜用此手术治疗。多采取后侧入路手术,切开关节囊后,吸除脓液,旋转屈伸髋关节,尽量清除病灶及滑膜,用生理盐水反复加压冲洗关节腔。选用0.5 cm和1.0 cm直径的硅胶管各1根,每根管一端剪2～3个侧孔,0.5 cm直径管置关节腔内前方,另一1.0 cm管置关节腔内后方,两管的侧孔必须在关节腔内,否则疗效不好或使炎症扩散。两根管分别在切口上下端旁从皮肤引出,并作缝合固定,以防滑出。然后逐层缝合切口。手术结束后,上管接灌注生理盐水,持续快速冲洗,下管接负压吸引器,2天后引流液体变稍清,改用有效抗生素持续滴入。冲洗坚持2周最好,先将冲洗管拔除,2天后再拔引流管。灌注冲洗期,冲洗液可作培养,一般2~3次为阴性,亦是拔管的指征。此种方法疗效较可靠,为达成脓期患者临床首选。

化脓性髋关节炎因致髋关节屈曲,甚至产生病理性脱位,故在各期手术前后都应配合持续皮牵引治疗。

(5)中西医结合治疗:对化脓性髋关节恢复期的处理,可行中西医结合治疗。对严重后遗症,如髋关节屈曲内收位强直的患者,可行 Whitmann 手术或杵臼截骨术,对从事非体力劳动要求活动的关节者,可采用改良 Batchelor 手术,对股骨头和髋臼破坏严重者,可行髋关节融合术等。

三、化脓性膝关节炎

化脓性膝关节炎好发于儿童,尤其婴幼儿多见,其发病占全身大关节化脓性关节炎的第2位,仅次于髋关节,亦是急性发病过程。中医学将本病归在"关节流注"范畴。有的文献称其为"疵疽"。

(一)病因病理

本病的致病菌同化脓性关节炎。其发病因素除如前所述外,尚有医源性者,如膝关节镜检查或膝关节穿刺后,膝关节局部封闭后均可引起膝关节的化脓性感染。但临床上,血源性感染最多见,其次是与膝关节邻近的股骨或胫骨干骺端骨髓炎蔓延而至者。

因膝关节滑膜丰富,易被致病菌所感染,一旦感染,关节渗液即较多,病理过程如其他大关节化脓性感染,可分三期,但其位置表浅,如有失治或误治,脓液更易穿破皮肤形成窦道。患儿股骨下段或胫骨上段急性化脓性骨髓炎,感染灶可直接通过干骺端与骨骺血管交通支感染骨骺,脓液穿破骨膜即形成化脓性关节炎。这种继发于骨髓炎的化脓性关节炎,一开始关节腔内即为脓液,不存在病理过程的前两个阶段。由于这种化脓性感染破坏了软骨下骨质,可使关节软骨坏死脱落而游离在关节腔内,脓液也可穿破关节囊、皮肤而形成慢性窦道。这类化脓性关节炎治疗甚为困难,往往会造成关节的功能障碍,畸形。

(二)临床表现与诊断

1.临床表现

化脓性膝关节炎的临床表现亦同于其他关节化脓性感染的怕冷发热,由于关节囊的肿胀,炎症刺激了滑膜的末梢神经,引起剧痛,不敢站立行走,亦不能活动膝关节。膝关节红肿,甚至皮肤水肿潮红,关节周围亦有肿胀、压痛,膝部有明显的波动,浮髌试验阳性。X线片可见关节囊和周围软组织肿胀,边界不清,关节间隙增宽。正位像显示股骨下端两侧软组织内弧形透亮区。侧位像示髌上囊肿胀,髌骨前移,髌下脂肪影消失,膝关节囊向后膨隆。当病变进一步发展,关节囊及关节软骨破坏,关节间隙变窄,甚或关节纤维僵直或骨性融合。

2.诊断

(1)患者有身体其他部位的感染病史,或糖尿病患者,或长期应用激素者,抵抗力低下;局部有开放性损伤或医源性引起的术后感染者。

(2)膝部剧痛,关节红肿,甚至皮肤潮红,浮髌试验阳性。

(3)化验检查:白细胞总数升高,中性粒细胞比例增大,血沉增快。关节液检查有助于明确诊断,并多可找到致病菌。关节穿刺液白细胞计数可高达$(8\sim20)\times10^9/L$,中性占90%以上,并可见及脓细胞。而正常人的关节液中白细胞计数少,$0.2\times10^9/L$,中性少于25%,渗出液的糖含量亦下降。

(4)影像学检查:关节液增多时,关节囊及其周围软组织肿胀,关节间隙增宽,侧位像显示髌上囊肿胀,髌下脂肪垫影缩小或消失。CT或MRI更可显示关节骨端炎症及破坏情况、关节腔积液改变等。

3.鉴别诊断

(1)类风湿性关节炎:早期仅侵犯一侧膝关节时,鉴别较困难。但类风湿性关节炎常为多关节受侵,且以手足小关节为主,血清类风湿因子检查可协助鉴别。

(2)膝关节结核:常有肺及其他关节结核病史,临床起病隐渐,可有低热、盗汗、贫血等症状。患儿夜间常啼哭。膝关节虽有肿胀、压痛,非混合感染时,皮色多不发红。由于病程较长,显示关节肿大而股四头肌等萎缩。关节液检查白细胞总数及中性分类不高,而淋巴细胞却相对升高。

(3)慢性滑膜炎:为反复发作的关节肿胀疼痛,非急性发病过程可资鉴别。X线片虽可显示关节积液,但关节无破坏。局部皮肤无发红,发病时久,由于反复发作,可导致滑膜肥厚,膝关节弥漫性肿大,扪之似揉面团样感觉。

(4)色素绒毛结节性滑膜炎:本病多发于膝关节,病程一般较长,患膝虽有肿胀,但功能障碍却不明显,血沉亦不快。穿刺可见咖啡色或血性液体。如为结节性者,膝部可扪及大小不等的结节。活检送病理可明确诊断。

(5)风湿性膝关节炎:风湿热所引起的膝关节炎可出现红肿热痛,但常为多关节、呈游走性发病,易于鉴别。

（三）治疗

1.全身治疗

化脓性膝关节炎的治疗,在全身治疗方面同化脓性髋关节炎。

2.局部治疗

因关节表浅,症状体征显现较早,并且明显,可辨证施治予以中药内服外敷。为抢救关节,仍应中西结合局部治疗。

（1）穿刺冲洗、抗生素注入:利用膝关节位置表浅、操作方便易于穿刺成功的特点,可作为首选方法治疗。如在浆液性渗出期阶段,采用本方法更为适合。在严密无菌操作下,可在膝关节半屈位时,此体位关节间隙最大,从髌韧带的内侧或外侧斜向后上方或后内上方穿入关节腔,抽出关节渗液,用生理盐水冲洗,再抽出冲洗液,反复多次进行,待抽净关节渗液后,从针头注入大剂量有效抗生素,立即拔出针头。如此隔天 1 次,可进行 2～3 次。此方法的优点是简单、方便易行,但关节反复穿刺,易引发关节腔感染。

（2）导管针穿刺冲洗-吸引疗法:在髌骨的内（外）上方和外（内）下方 2～4 cm处选择好冲洗管针和引流管的关节腔入口,作套管针穿刺部位。准备好 2 套套管穿刺和 2 根直径 3 mm 硅胶管,每根长 50 cm 左右,每根的一端剪 2～3 个侧孔。在局麻下,在进针处皮肤戳一小口,将套管针自皮肤切口处,刺入并从髌骨下面进入关节腔。一手稳住套管针的位置,另一手拔出导管针芯,此时可见脓液流出。可取脓液做细胞培养和药敏试验。再将准备好的带侧孔的硅胶管一端从导管针内插入关节腔,调整深度,即可见脓液流出,尔后拔除导管,保留硅胶管于关节腔内,并将硅胶管缝合固定于皮肤上。从位置高的进入作冲洗管,位置低的作引吸管。分别上接含有效抗生素的冲洗瓶和下连负压引流器,做持续不断的冲洗、引流。此方法的优点是操作简便,不需手术敞开关节腔。缺点是仅可对早期浆液渗出液或纤维蛋白渗出期之初即稀薄脓液引流,因引流管腔只有 3 mm,太细,脓液稍黏稠或伴有坏死组织者,即会堵塞引流管,使其失去引流作用导致手术失败。

（3）关节镜下病灶清理术:对化脓性全关节炎,可在关节镜下做清除关节内滑膜炎性坏死组织,行滑膜切除术,手术使全部病例炎症得以控制。用此手术可使引流通畅,降低腔内炎性物质的浓度,手术结束时,可将有效抗生素注入,手术伤口小,愈合快。清除、抗生素置入术等治疗方法失败,关节腔穿刺为较黏稠脓液时,可采用此法。手术可取膝前正中或内侧入路,切口绕过髌骨达胫骨上端,向外翻开髌骨暴露关节腔,在直视下清除脓液、脓苔、坏死组织,用刮匙彻底搔刮髌上囊、腘绳肌腱滑液囊、腓肠肌内侧头滑液囊及髌缘、隐窝内的病变组织,尔后用生理盐水反复冲洗关节腔,再植入大剂量敏感的抗生素,一期缝合切口。

此手术的优点是一次手术结束,干脆、利落。其缺点在于膝关节结构复杂,后关节腔或某一小隐窝病灶清除欠彻底,手术可能达不到一期愈合,将会造成严重后果。

(4)病灶清除加持续灌注冲洗引流术:此手术的适应证如同化脓性髋关节炎,手术的入路可采用病灶清除、抗生素置入术的入路,手术步骤亦是按其作病灶彻底清除术,只不过,此时关节破坏严重,半月板、关节软骨可能已被细菌脓液破坏,必须将病变组织一并切除。冲洗管可从髌上囊引入,负压引流管端可置交叉韧带后方、膝关节腔较低的位置上。此冲洗管 0.5 cm 直径即可,负压引流置入关节段最好用 0.8~1.0 cm 直径。

此手术的优点是病灶可在直视下或刮匙所到处下清除之,清除较彻底;最主要的还有高效敏感的抗生素作持续灌注到关节腔内,使关节内始终保持足量可杀死细菌的抗生素;灌注液又起到关节腔清洗作用,同时又有置入关节腔较低位的负压引流管,可不断的使关节内液体引流出,减少了关节内压力,带走了细菌及其产物,便于关节内炎症的消除。

(5)皮肤牵引制动:化脓性膝关节炎的皮肤牵引制动同髋关节一样,术前、术后都应该进行,这不仅可减少关节的活动,使患病关节得以充分休息,有利于炎症的消散,缓解关节周围肌肉痉挛,减轻局部疼痛,同时又可预防关节屈曲畸形及关节脱位,故十分重要。如患者不愿意作皮肤牵引,也可行石膏托固定。

(6)康复期手术:化脓性膝关节炎炎症消除至少半年后,如膝关节屈曲畸形,或关节破坏,膝部僵直在非功能位,行走仍然疼痛,或关节骨性连接在非功能位者,可行肌肉关节松解术、截骨矫形术、膝关节融合术、人工关节置换术等手术,以恢复膝关节的部分或大部分的功能。

第六章

骨与关节结核

第一节 脊柱结核

脊柱结核是骨关节结核中最常见的一种,其发病率占全身骨关节结核的39.9%～75.82%,为其首位。20世纪70年代文献报道多见于儿童,近年来资料统计青壮年发病最多,女性多于男性。在整个脊柱结核中,以椎体结核为绝大多数(占99%)。椎体结核中,以身体负重较大的胸椎多见(40.3%),其次为腰椎(35.97%),后依次为胸腰椎(12.77%),腰骶椎(7.36%),而颈椎、颈胸段,骶尾椎最少。椎体结核的所以发病率高,与脊柱的生理解剖有关,即椎体负重大,易劳损;椎体内松质骨成分为主,血流缓慢;椎体上肌肉附着少;椎体的营养动脉为终末动脉,结核杆菌栓子易滞留。中医学称其为脊柱痨,又曾以"龟背痰""肾俞虚痰"称谓。

一、病因病理

脊柱结核是在血源播散的基础上发生的继发性疾病,致病因子是结核杆菌。而结核杆菌之所以能从原发病灶以血液循环进入脊柱,破坏骨质,是因为具备了一定的发病基础,即正气内虚和椎骨伤损。

结核杆菌一旦侵入脊柱,侵蚀椎体,其初发病灶99%在椎体,称为椎体结核,1%左右在椎弓,称为椎弓结核。

椎体结核依据其病理侵犯部位不同,一般临床上将其分为中心型、边缘型。但北京吴启秋根据病变初起所在的部位不同,将脊柱结核分为:①中心型,②骨骺型,③骨膜下型,④附件型4个类型。不管如何分型,其侵犯破坏后的局部病理变化有渗出型,即以炎性反应和脓肿形成为主的改变,及干酪型——以干酪坏死为重要病灶,渗出少、脓肿小的改变。

中医认为,小儿先天禀赋不足,肾气未充而骨骼柔嫩,若强令其早坐,或使其闪挫跌扭,则脊柱无力支撑和承受,易致伤损。后天脾肾不足,督脉空虚,亦是造成发病的主要原因。脾主运化,脾虚则运化失司,不能输布水谷之精微,濡养五脏六腑,四肢百骸;肾主骨生髓,其经贯肾络脊,虚则骨失所主,腰脊软弱,督脉为身之阳经,具有运行气血,濡养全身的功能。《难经》云:"督脉起于下极之俞,并于脊里,上至风府,入属于脑"。可见督脉之经贯穿在椎管之内,对濡养脊柱、抗御外邪更具有直接作用。不言而喻,督脉空虚,则椎骨软弱。此外,脊柱本身承重大,容易积劳成损;或复加外力,局部有所损伤,必致气血瘀滞。此处多为松质骨,营养血管多为终末动脉,细菌易于滞留,上述诸多条件,导致脊柱病发结核。结核杆菌一旦侵入脊柱,破坏骨质。儿童的椎体因生理解剖关系易发中心病变,以胸椎为多。病灶在椎体中央,以骨质破坏为主,发展较快,常形成游离死骨,死骨吸收后,形成空洞、干酪坏死、肉芽组织,椎体塌陷。病变位于椎体下缘,破坏软骨、间盘组织,波及下椎体,可使二椎体前柱或前中柱嵌合,致脊柱后突畸形。病灶位于椎体前纵韧带下、骨膜下,可沿及下行,破坏多个椎体,或形成跳跃性病变,形成椎旁脓肿或脓液穿入肌间或顺其间隙下注,形成远处冷脓肿,如腰大肌、大转子脓肿,典型的后突畸形,形成凸峰,多见于胸椎;而在颈腰椎多呈颈短缩、僵直、生理前突消失或反弓畸形。颈椎结核,亦可形成咽后壁脓肿而引发吞咽困难等。病灶亦可继发侵犯内脏而形成其他脏器结核,如穿破空腔脏器,如骶尾骨结核,穿入肠腔而形成内瘘。

二、临床表现与诊断

(一)临床表现

本病多见于儿童和中青年,40岁以上相对少见。临床上发病因时表现有异。初期症状不明显,患处仅有隐隐酸痛而不重视。继而常常少气乏力,全身倦怠,患处夜间疼痛明显,脊柱活动障碍,动则疼痛加剧,舌淡红,苔薄白,脉沉细。中期受累脊椎疼痛明显,活动更是受限,弯腰困难,出现潮热或寒热交作,盗汗,胃纳差,质红,少苔或无苔,脉沉而细数。及至后期,椎体破坏明显,胸椎凸峰呈现;颈椎难以支撑头颅,常以手协助支撑;腰椎破坏,腰部僵直,弯腰拾物不能,活动受限。或因冷脓肿引起吞咽困难,或由于脓液下注于腰大肌等处而成脓肿。或穿破皮肤有窦道形成,时流稀薄脓液,或夹有豆腐花干酪样物质自窦道口流出,久不收口。全身疲惫,日渐消瘦,精神萎靡,面色无华,心悸失眠,盗汗日重,舌质淡红,苔少,脉细弱或虚大。

(二)诊断

1.症状与体征

(1)全身症状:病起隐渐,发病日期不明确。患者倦怠无力,食欲减退,午后低热,盗汗和消瘦等全身中毒症状。偶见少数病情恶化急性发作体温 39 ℃左右,易误诊为重感冒或其他急性感染。相反,有些病例无上述低热等全身症状,仅感患部疼痛或放射痛,也易误诊为其他疾病。

(2)局部症状:疼痛,患处疼痛与低热等全身症状多同时出现,在活动,坐车震动,咳嗽,打喷嚏时加重,卧床休息后疼痛减轻,疼痛可沿脊神经放射,上颈椎可放射至后枕部,下颈椎放射于肩或臂,胸椎沿肋间神经放射至上、下腹部,常误诊为胆囊炎、胰腺炎、阑尾炎等。下段 $T_{11}\sim T_{12}$ 可沿臀下神经放射到下腰或臀部,腰椎病变沿腰神经丛多放射到大腿的前方,偶牵涉腿后侧。

(3)姿势异常:是由于疼痛致使椎旁肌肉痉挛而引起。颈椎结核患者可常有斜颈、头前倾、以手托下颌表现。挺胸凸腹的姿势常见于胸腰椎或腰骶椎结核的患者。正常人可弯腰拾物,因病不能弯腰而屈髋屈膝,一手扶膝另手去拾地上的东西,称此为拾物试验阳性。幼儿俯卧,检查者用手提起双足,正常脊柱是弧形自然后伸,而患儿病椎间固定或脊旁肌肉痉挛,腰呈板状,不能后伸。

(4)脊柱畸形:颈椎和腰椎注意有无生理前突消失,胸椎有无生理后突增加,自上而下触扪每个棘突有无异常突出,特别是局限性成角后突,此多见于脊柱结核。

(5)寒性脓肿:就诊时 70%～80% 的脊椎结核并发寒性脓肿。位于脊椎椎旁脓肿,可借 X 线片、CT 或 MRI 显示出,脓肿可沿肌肉筋膜间隙或神经血管束流注体表,寰枢椎病变可有咽后壁脓肿引起吞咽困难或呼吸障碍;中下颈椎脓肿出现在颈前或颈后三角;胸椎结核椎体侧方呈现梭形或柱状脓肿,可沿神经血管束流注到胸背部,偶可穿入肺脏,胸腔,罕见的穿破食管和胸主动脉;胸腰椎、腰椎的脓肿可沿一侧或两侧髂腰肌筋膜或其实质间向下流注于腹膜后,偶有穿入结肠等固定的脏器,向下直至髂窝、腹股沟、臀部或腿部;骶椎脓液常汇集到骶前或梨状肌坐骨大孔到股骨大转子附近。

(6)窦道:寒性脓肿可扩散至体表,经治疗可自行吸收,或自行破溃形成窦道,窦道继发感染时,病情将加重。

(7)脊髓压迫症:脊髓受到压迫后,将出现不同程度的瘫痪,一些学者将瘫痪患者运动功能障碍分为四级,便于观察治疗中瘫痪的发展和治疗后的效果。

①Ⅰ级:患者步态正常,自觉下肢有力,检查有或无踝阵挛,病理反射呈阳性。

②Ⅱ级:患者行走时肌肉紧张痉挛,无力,动作不协调,需要或不需要扶拐行走,检查肢体有痉挛性瘫痪。③Ⅲ级:下肢无力,不能行走,患者被迫卧床,检查肢体呈伸直痉挛性瘫痪,约50%的病例知觉障碍。④Ⅳ级:患者出现屈曲型痉挛性瘫痪,50%以上患者知觉障碍,常有褥疮,甚或有括约肌功能障碍,此将软瘫也包括在内。

2.影像学检查

(1)X线片:在病早期多为阴性。X线片早期表现在大多数病例先有椎旁阴影扩大,随着椎体前下缘受累,和有椎间隙变窄、椎体骨质疏松,继则椎旁阴影扩大和死骨形成等。椎体骨质破坏区直径小于15 mm者,侧位摄片多不能显示出,而体层摄片破坏区在8 mm直径左右就能显现出,且椎体松质骨或脓肿中,时可见到大小死骨。

(2)脊髓造影:显示存在硬膜外压迫征象,主要特征是正位片在梗阻部断面可呈毛刷状或凸凹不规则,但无斑片状充盈缺损。侧位见受压处造影剂移位和骨性椎管距离增加或充盈缺损。

(3)CT检查:能早期发现细微的骨骼改变以及脓肿的范围,对常规X线片不易获得影像的部位更有价值。

(4)MRI检查:临床症状出现3～6个月,疑为脊柱结核患者,X线摄片无异常,MRI可显示受累椎体及椎旁软组织(脓肿),T_1加权像为低信号,T_2加权像为高信号,早期脊柱结核可分为3型,即椎体炎症型、椎体炎症合并脓肿型、椎体炎症合并椎间盘类型。

三、治疗

脊柱结核和其他骨关节结核一样,都是继发性病变,都是全身发生结核性菌血症后,局部的表现,在整个脊柱结核发病中,以胸椎、胸腰段、腰椎发病为多,脊柱结核发病病灶在一处者为多,可在椎体或偏于一椎及间隙。脊椎结核的病变为浸润破坏性的,早期即会出现脓肿和骨坏死,影响血液循环而致血管闭塞,而产生死骨和干酪样坏死组织,如无正确的治疗,病灶逐渐扩大,破坏会日益加重,最终导致脊柱畸形,甚至并发截瘫等。

脊柱结核的治疗应贯彻整体和局部相结合的原则,并发挥中西医结合治疗的优势,辨证施治,内外并行,可获得良好的效果。中医的治疗,针对其发病早期,或脓形成少、死骨形成不多的病例用之较适合,可有效地控制病情发展,抑制杀灭结核杆菌,使病灶吸收、愈合;对中后期脓肿大、死骨形成明显者,甚或并发有截瘫者,用中西医结合治疗更为适宜,用化学药物联用的抗结核、手术的病灶清除、辅助中医药的应用疗效会更好。

(一)非手术治疗

1.中药治疗

根据脊柱结核的早、中、晚期,给予相应地辨证施治内服药物。

(1)祛邪抗结核:内服抗痨丸,每天 2 次,每次 3~10 g,可不分期型,连续服用。亦可服用抗骨痨散(乌梢蛇、白果仁、银花、当归、蜈蚣、浙贝母、白芷、黄芪、半夏,共研细末或为丸),每次 3~5 g,日服 2 次,主治腰椎结核,具有益气养血、清热散结、通络的作用。

(2)辨证施治

早期:由于寒凝瘀滞,痰瘀相搏,宜养肝肾,补气血,温经通络,散寒化痰,用阳和汤和大防风汤等。

中期:由于病变进展,正气愈损,骨质破坏,蕴积化脓,出现低热、疼痛及寒性脓肿形成等不同的虚实夹杂表现,故宜扶正托毒,补气益血,化瘀消肿,拟用托里散或托里透脓汤等随证加减。

后期:久病之后,气血两亏,或病灶清除术后,宜培补肝肾,补气养血,用人参养荣汤或十全大补汤及先天大造丸服之;若阴虚火旺,骨蒸劳热,宜养阴清热,拟用大补阴丸合清骨散;若有盗汗不止,宜潜阳敛汗,可加沙参、川贝母、麦冬、牡蛎、牡丹皮等。

2.西药化学治疗

抗结核化学疗法,是 20 世纪结核病领域中极为重要的发展和成绩,脊柱结核手术前后合理化学治疗,是取得良好疗效和避免复发的重要条件,否则易复发。

强调化学治疗应有规律、不间断、有足够的时日。小儿脊柱结核,凿除范围过大,又影响了脊柱的稳定性,鉴于此,近年来在传统的椎间与椎板植骨融合以外,加用了棘突或椎弓根各类钉板内固定。对脊柱 TB 病灶清除术后的用药,药物以 INH、SM、RFP 为主,时间为 1 年以上,化学治疗方案分 3 个阶段。①强化阶段:INH、SM、RFP、EMB 等 3~4 种为主。②巩固阶段:INH、RFP 为主。③维持阶段:INH 为主,每个阶段 4~6 个月。

脊柱稳定性维护与重建是远期疗效优劣的关键,李井全收治脊柱结核5 714 例,5 404 例均做了椎间或椎板植骨,植骨起到了强有力的支撑作用,达到了保障脊柱稳定性的目的。

但如为多节段或缺损较大,采取植骨方法不易解决时,可行人工椎体置换术,作者报道10例,随访2年以上,获得满意效果。但该手术要求条件高,要严格掌握适应证,破坏严重的和全身情况欠佳者,不宜采用。

脊柱后突畸形的矫形:近年来多数学者设计改行双路并行矫正术,即前路椎间大块植骨或椎体钉、人工椎体置换、后路行减压、卢氏压棒或椎弓根钉固定术。

3.其他疗法

(1)局部制动:根据病变部位,病变虽基本静止,但脊柱尚不够稳定者,宜分别选用石膏围领、颈托、钢丝或石膏背心、石膏床或支架保护,以制动休息,促进病变部位稳定、早日愈合。

(2)营养和支持疗法:脊柱结核除用中西药抗结核治疗外,因其为消耗性疾病,故应加强饮食调养,并给予适当的B族维生素、维生素C和鱼肝油服用。对贫血者。可给予铁剂、叶酸、维生素B_{12}等;对贫血严重者,可给予少量多次输血。肝功能不正常者,可进行保肝治疗。对有混合感染者,可给予广谱抗生素用之。而对伴有截瘫患者,要按截瘫患者护理常规处理,并给予高蛋白饮食食用。

(二)手术治疗

脊柱结核在有效的中西抗结核治疗之下,病变可部分控制或得以良好的效果,但有相当一部分病例,由于各种原因的延治或误治,病灶进展,难以控制,或并发瘫痪、大的脓肿,产生脊柱不稳等,必须手术治疗方可解决问题。如此,在有效药物的治疗下,能得以及时、彻底的清除病灶,不但绝大多数患者疗程缩短,在短时间内可以治愈,而且可以减低并发症,恢复功能,防止畸形,减少残废,降低复发率。通过病灶清除,清除结核性脓肿、死骨、干酪病变组织,坏死的椎间盘等,亦解除了脊髓的压迫,恢复了神经的功能。

1.手术的适应证

(1)有较大的寒性脓肿,非手术难以去除。

(2)有经久不愈的窦道。

(3)有明显的死骨或空洞存在。

(4)有脊髓受压或马尾神经受压现象。

上述四点为病灶清除术的手术指征,但如有下列情况者,则宜暂缓或采用非手术治疗:①有浸润性活动性肺结核,或伴有其他脏器活动性结核者,如脑膜结核、肾、膀胱结核等,待上述病灶稳定后,再作病灶清除术。②2岁以下的幼儿和70岁以上的老年人,尽量行非手术治疗。③有严重的高血压或其他心、肝、肺、肾功能损害或功能不全者,应尽量采用非手术治疗。

2.手术入路的定位

脊柱是多个椎体连接而成,病灶深在,病灶定位尤其在体表定位不明显的情况下,要特别小心,不可上下定错位置,否则手术必定失败,术前定位可根据:①体表定位标志:下颌角相当于枢椎下缘;甲状软骨相当于第5颈椎;肩胛骨下角相当于第7胸椎;髂嵴最高点连接相当于 $L_4 \sim L_5$ 椎间隙;或顺其十二肋骨向后上触摸到 T_{12} 椎棘突等,如有棘突后凸畸形明显,显现出凸峰的,是椎体破坏最多的一个,以此触摸,作为定位参考。②术前固定一枚回形针,横置于体表棘突上皮肤,并做好标记横线,摄片。手术皮肤消毒时,标记线避免被擦掉,手术时可参考定位。③术中定位:术中可根据术野或其周围的肋骨、骶骨岬定位;穿刺可疑病灶腰大肌9号针头穿刺,抽出脓液打开之,顺其脓腔寻找病变椎体。④术前通过仔细阅读影像学片子,从脓肿较大的一侧或死骨较多,并有空洞的一侧入路,这样易于寻及病灶。⑤腰椎结核双侧皆有脓肿,一侧已形成窦道,应从另一侧先进入病灶,因有窦道一侧有炎症、粘连,不易进入,另外一侧便于进入。⑥腰骶椎结核病灶清除从大血管分叉下进入病椎时,应尽量从右侧进入,因椎体右侧被大血管覆盖较少,且可摸到右髂总动脉搏动,容易避开,不易损伤,相对比较安全。⑦对胸椎结核,术前仔细观看X线CR片或CT片,如有一侧肋骨头破坏明显,如胸膜外入路,应从此侧侧前方手术入路。⑧低位颈椎结核病灶清除术,为避免损伤胸导管,应尽量由右侧入路。

3.病灶清除术后植骨融合

对脊柱结核椎体破坏太多,病灶清除术后残留脊柱不稳之趋势者,宜在病灶清除干净后行植骨、椎体融合术。植骨分前路植骨和后路植骨,前路植骨优点较多,首先前路植骨手术可在病灶清除的同时,不需另外切口(取髂骨例外),如有脊柱后突明显,大块植骨尚可矫正畸形,钢板螺钉内固定,手术可一次完成,不像后路植骨尚需变换体位,另作切口才能完成植骨融合;其次,从理论上分析,前路植骨切取髂骨块或肋骨条填充作骨融合,脊柱的前柱受到生理应力是压力,适当的压力可促进骨折的愈合,如为后路植骨,脊柱的受力当为张力,而张力对骨折愈合不利,故前路植骨优于后路。但如前路植骨失败后,或前路不宜植骨者,仍可后路植骨。施增华等报道,脊柱结核前路病灶清除,18例均采用髂骨作椎间植骨,并一期内固定手术,有效地达到矫正后凸畸形,重建脊柱稳定性和促进椎间植骨融合的目的。手术切口全部一期愈合,笔者认为是一种安全有效的治疗方法。术后一般卧床3～6个月,摄X线片,根据植骨愈合情况,再定下床与否。

4.具体手术切口的选择

(1)第1、2颈椎结核病灶清除疗法:寰枢椎结核病灶清除术,在口腔咽的后壁脓肿隆起处纵向切口,长约 3 cm,术前必须气管切开,术中用湿纱布条将气管和食管入口填塞,以防脓液流入气管、食管,吸净脓液后,再清除椎体病灶。

(2)第3~7颈椎结核病灶清除术:一般采用沿胸锁乳突肌前侧切口,可选用脓肿大或有神经压迫症状的一侧。有时也可选用锁骨上横切口。术中注意颈内外动脉、迷走神经和喉返神经,防止损伤。依次进入,直达病灶,清除病灶。

(3)胸椎结核病灶清除术:侧卧位,以病椎为中心,在距棘突中线 5~6 cm 处做纵切口,或向术侧凸出的弧形切口,切口的上下端应包括健康的椎体各 1~2 个。依次从胸膜外进入,侧方进入椎体,如脓液、死骨进入椎管,则进达病灶后,从侧前方进入椎管,作病灶清除术。

(4)胸腰段结核病灶清除术:此段即 T_{11}~L_3 椎体结核病灶清除术。此手术入路为胸腰段联合切口,又谓"肾切口",此入路对胸腰段椎体显露充分,故病灶在直视下清除可彻底干净。

(5)腰段椎体结核病灶清除术:适用于 L_3~L_5 椎体结核病灶清除术,患者仰卧屈膝屈髋,取腹部倒"八"字切口手术,根据情况,选脓肿大或椎体破坏严重的一侧进入,极少数两侧脓肿皆大死骨破坏游离,亦可两侧入路,即倒"八"字进入,此入路于腹膜外进入病灶。

(6)腰骶椎结核病灶清除术:L_5~S_1 椎体结核,可选用倒"八字"切口的下端位,经腹膜外入路,需要注意的是一般应从大血管分叉处的三角地带进入病灶,其处因 L_5 椎体上部和两侧及S_1椎体的两侧皆有大血管通过,三角地带仅有骶正中动脉,且较小,腹膜外入路稍安全,但骶正中动脉亦不可大意误伤断,亦会出血较多。如因长期混合感染,术前估计腹膜与后腹壁粘连较甚者,亦可以腹腔入路。

四、合并症、并发症

脊柱结核的并发症和合并症有其他脏器结核,截瘫,冷脓肿穿入胸腔、肺脏,穿入空腔脏器形成内瘘,冷脓肿穿破皮肤形成窦道,脊柱结核手术也可产生一些严重的并发症,现简述之。

(一)并发其他脏器结核

脊柱结核可合并发肺结核、肝脏结核、肠结核等,其病因为正气亏损,结核杆菌侵入,随血运、淋巴运行周身,在其易滞留处,或其处受损,气滞血瘀,结核杆菌在此繁殖、生长,而出现相应的症状体征。中医辨证,根据早、中、晚期,寒热虚实,给予相应的治疗。此时应给西药抗结核药物三联冲击治疗,待病情好转后,再给予脊柱结核病灶清除术。

(二)脊柱结核并发截瘫

脊柱结核并截瘫可分为早发截瘫和晚发截瘫。早发截瘫是由于干酪坏死物质、脓液、肉芽组织侵入椎管,或是死骨、坏死的椎间盘等组织侵入椎管,压迫、刺激硬膜囊等,引起神经传导障碍而发截瘫。少数为结核杆菌侵犯脊髓引发脊髓炎,或结核杆菌侵犯致脊髓血管栓塞,后两种情况亦可引发截瘫症状,远不如上述结核病变组织压迫脊髓致截瘫的治疗效果。晚发截瘫,是由于除了椎管内的肉芽组织纤维化瘢痕包绕、压迫脊髓外,尚有破坏了的椎体缺损,致使相邻椎体脱位或半脱位畸形,椎管形状和容积改变而致截瘫,此种截瘫,预后欠佳。

一旦发生截瘫,患者将出现截瘫面以下感觉、运动、括约肌的功能障碍,临床上有的学者为了观察治疗后功能恢复情况,将截瘫分为四级。①Ⅰ级:患者步行正常,自觉下肢无力,检查有或无踝阵挛。②Ⅱ级:患者行走时肌肉紧张痉挛、无力、动作不协调。需要或不需要扶拐而行,检查肢体有痉挛性瘫痪。③Ⅲ级:下肢无力不能行走,检查呈伸直性痉挛性瘫痪,约50%的患者知觉障碍。④Ⅳ级:患者出现屈曲型痉挛瘫痪,50%以上患者知觉障碍,常有褥疮,或有括约肌功能障碍。

而天津学者按截瘫指数进行临床观察,即按脊髓的3种功能——感觉、运动、括约肌的丧失程度来划分,以0、1、2三个指数表示:0代表功能正常或基本正常;1代表功能部分丧失;2代表功能完全丧失或几近完全丧失。测试的3个功能的指数相加,指数越高,截瘫越重。

对于截瘫患者,尤其是早期截瘫,应在中西医结合抗结核的基础上,予以及早病灶清除+椎管减压术。如椎体破损缺损严重,为防止晚发截瘫的发生,应作椎体间植骨术。对晚发截瘫,尽管疗效可能不佳,但也应作椎管减压或成形术,有临床报道,部分病例术后疗效、肢体功能的恢复尚好。

(三)胸椎结核并发结核脓肿

胸椎结核所形成的冷脓肿可以穿破胸膜进入胸腔,亦有少数手术脓液、死骨误漏入胸腔者。或局部因炎症,胸膜粘连,冷脓肿直接穿入肺脏。患者可突然发热,胸痛,呛咳,穿入肺脏者,可经气管咳出白色泡沫状痰,甚至干酪块,偶见小的死骨,合并支气管瘘。开始可能误诊为渗出性胸膜炎、肺癌等,但在X片、结合断层及 CT 等检查,分析其病灶来源,多可明确诊断。该并发症的治疗,考虑到患者消耗太大,应予以支持疗法,中药扶正祛邪,如穿入胸腔时间短如 1 周左右,可经胸椎结核病灶清除术一次解决问题。如时间较长,局部脓肿包裹,可予以脓胸剥脱术。根据浸润程度,分别给予病灶切除、肺楔形切除、肺叶切除术等。

(四)脊柱结核冷脓肿穿入空腔脏器

脓肿除会穿入肺脏形成支气管瘘外,尚有穿破食管、直肠者,会产生内瘘,内瘘产生后,除咳吐、便出干酪样物外,白色泡沫等,有的为粪臭味。X 线造影、钡剂灌肠等可以明确诊断。并发内瘘的患者,多体质虚弱,气血亏虚。应用中医补气血扶正抗结核治疗,西医抗结核化学治疗杀菌,如为新鲜的内瘘,有可能如此治疗而愈合,如经久不愈者,应行外科手术治疗,即在脊柱结核病灶清除的同时,将侵入其他脏器的瘘管切除,修补脏器。

(五)脊柱结核手术并发症

脊柱结核病灶清除术中,由于术野的炎症、组织的粘连、血管的变异,稍有不慎有时会出现:胸椎、胸腰段病灶清除误伤胸膜,胸膜撕裂,发现应及时修补或予以闭式引流;出现脊椎两旁血管如主动脉、腔静脉、肋间血管、腰动脉、骶正中动脉的损伤,此种损伤出血量较大,必须沉着、细心予以修补、结扎;但 $T_4 \sim T_5$、$T_9 \sim T_{10}$、$T_{11} \sim T_{12}$ 等处的肋间动脉结扎,偶可引起脊髓血供障碍,引发脊髓损害而功能障碍;再者,由于结核病灶致椎体的破坏畸形,术中在作病灶清除术时误入椎管致脊髓损伤,或截瘫行椎管减压中,加重脊髓的损伤,致截瘫或截瘫加重,都必须警惕,术前充分考虑,术中沉着细心。

第二节　四肢骨关节结核

在四肢的骨关节结核中下肢的骨关节结核发病明显高于上肢,下肢又以髋关节结核首发,其次为膝关节结核,上肢关节结核以肘关节结核多见,其次为腕关节结核。

一、肘关节结核

肘关节结核在上肢骨关节结核中占首位。成人和儿童均可发病,其中以

20～30岁青年发病最高,男女患者和左右侧大致相等。初发病灶,成人多在骨端,如尺骨鹰嘴或喙突,肱骨外髁或内髁。

(一)病因病理

肘关节结核患者一般多合并有其他脏器结核,结核杆菌传染经血行播散至关节组织,形成单纯骨或滑膜结核,由于失治或误治,导致全关节结核。

肘关节结核的滑膜型多见于小儿,其病理以渗出性病变为主,即关节囊滑膜水肿、炎症明显,通透性增加,致关节积液。若未得以及时正确的治疗,结核杆菌破坏关节及相关组织使关节间隙变窄,可发生肘关节纤维强直。

骨性结核多发生在尺骨鹰嘴及肱骨内外髁,此处为典型的松质骨结构,以中心型结核多见,故常有死骨形成,死骨吸收后形成空洞,常同时伴有反应性骨膜改变,边缘型溶骨破坏为主,死骨少见,形成边缘性骨缺损。

结核病变破坏肘部各骨端严重者,少数可发生病理性脱位,其脱位可向后或尺、桡侧。当病变趋向治愈时,肘关节亦将发生纤维性强直,少数为骨性强直,而强直又多在非功能位。

中医认为,肘关节为上肢的中心部位,旋转屈伸各种持重或灵活轻巧活动皆与之有关,易发生病变的部位,都是肌肉、肌腱附着点,容易损伤,伤后必瘀血阻滞,经络受损,其他脏器结核杆菌流经此处而繁衍,发为本病。

(二)临床表现与诊断

1.临床表现

(1)初期:主要为患肘隐隐酸痛,活动不利,劳累后症状加重,休息后减轻,滑膜结核者,关节周围有轻度肿胀。单纯骨结核,仅为病变部位压痛,关节功能障碍不明显,病灶处皮肤轻度肿胀。

(2)中期:由于失治或误治,病情进一步发展可能波及全关,上述症状进一步加重,患肢软弱无力,患肘呈半屈曲位,伸屈旋转受限,疼痛明显。由于患肢因疼痛无力而负重及活动减少,上臂和前臂肌肉萎缩,肘关节呈梭形肿胀,渐至寒性脓肿形成,附近及周围淋巴结偶见肿大,甚或出现全身虚弱或阴虚火旺之证。

(3)后期:由于肘关节周围肌肉较少,寒性脓肿容易穿破皮肤而外溃,形成一个或数个窦道,经久不愈合而合并混合感染。渐渐肘关节将发生纤维性或骨性强直,因一般多强直在非功能位,使患肢伸屈旋转皆受限,乃至影响患者的生活和工作。

2.诊断

(1)具有上述各阶段的临床症状、体征。

（2）X线或CR检查：早期，单纯骨结核可见病变骨端轻度破坏；单纯滑膜结核见及骨端骨质疏松，软组织肿胀关节间隙模糊。中晚期，关节间隙变窄，各关节面模糊不清，或骨边缘缺损等。

（3）结合实验室检查，血沉明显高出正常数倍，细菌学检测及结核杆菌多可明确诊断，必要时作周围淋巴结或病变组织活检即可。

（三）治疗

1.非手术治疗

（1）中药：内服、外用，详见肩关节结核治疗。

（2）化学药物：亦可选2～3种联合应用，亦可作关节内注射，即链霉素0.5～1 g，或加异烟肼0.2 g作病灶内或关节内注射，每周1次，3个月为1个疗程。

2.手术治疗

由于肘关节周围肌肉较少，位置表浅，显露容易，故病灶容易清除干净，加之，新的有效抗结核药物及其联合应用，手术一般都能治愈，且收效良好。

（1）滑膜切除术：适用于单纯滑膜结核者。取肘后正中直切口或"S"形切口，将肱三头肌腱于肱骨下段切成舌状瓣向下翻转，充分暴露肘关节，将肘关节后方和前方的滑膜组织彻底切除刮除，亦尽量将环状韧带及上尺桡关节的滑膜组织剪除、刮净，生理盐水冲洗干净，而后置入关节腔内链霉素1 g或加异烟肼0.2 g，依次缝合关闭切口。术后用石膏托将肘关节固定在屈肘90°位置上，术后2周拆线，3周行肘部功能锻炼。

（2）单纯骨结核病灶清除术：经非手术治疗，结核病灶未能控制，反有扩大之趋势者，宜行局部病灶清除术。如为鹰嘴部的结核，易向关节内扩散，拟取鹰嘴后侧正中切口，切开剥离肱三头肌和骨膜后，根据X线片定位，用骨圆凿凿一骨窗，将病灶内的干酪坏死、肉芽组织及死骨刮除干净，冲洗后，抗结核药物置入即可。无论是肱骨内髁或外髁，发现病灶，治疗无效者，皆以其部为中心，凿骨开窗，如法炮制即可，只是内髁病灶应注意保护尺神经，外髁手术注意桡神经，以防误伤之。

（3）全肘关节结核病灶清除术：抗结核药物2～3种联合应用2～3周后，即应及早做关节病灶清除术，以便最大程度地抢救肘关节的功能。其术式同肘关节滑膜切除术。肘关节彻底暴露后，为使关节内病灶组织彻底清除，可将肘关节脱位，之后吸除脓液，搔刮、切、剪除关节内的干酪坏死组织、肥厚滑膜及结核性肉芽组织。手术时应注意，浮动的软骨及软骨下潜在的小结核灶巢，亦必须彻底清除。并将附着在关节各软骨面上的血管翳一并刮除、切除。手术结束，生理盐水冲洗干净后,再植入链霉素 1 g、异烟肼 0.2 g 于关节内,关节复位,依次缝合关闭切口,石膏托固定肘关节屈曲 90°前臂中立位 3 周,然后再去除石膏作肘关节的功能锻炼。

(4)晚期肘关节结核病灶清除加关节切除术:对肘关节结核病变破坏关节严重者,应行病灶清除术。其手术病灶清除术式同早期全肘关节结核病灶清除术。因关节破坏严重,仅作此手术,肘关节功能障碍或丧失,故可作关节切除术。即将肱骨下端和尺骨上端切除 2～4 cm,肱骨下端可行弧形切除,保留前臂伸、屈肌腱起点,桡骨头全部切除至肱二头肌腱附着点的桡骨粗隆上方,尺骨上端保留喙突和部分鹰嘴,作为肱前肌和肱三头肌的附着点。骨端切除后再将软组织病变彻底清除,冲洗干净后,压迫止血,再将两骨圆针自残留的鹰嘴外向肱骨下端打入固定肱尺关节,使其间隙保留在 1～1.5 cm,针尾留置皮外,关节腔置抗结核药物,依次缝合关闭切口,石膏托固定患肘在 100°位置上 3 周,然后行患肘功能锻炼。

(四)合并症、并发症

晚期肘关节结核关节僵直在非功能位置上,或结核病灶虽已愈,但关节残留畸形,影响生活和工作,可做以下处理。

1.肘关节成形术

此成形术和上述肘关节骨端切除术相似。骨端的切除方式和范围亦可同上。如在伸直位强直者,骨质可多切一些,以适应短缩的肱三头肌腱与骨端间隙在屈肘时不受影响。为防切除的骨端断面直接接触发生骨性连接,可在骨端间垫一层阔筋膜隔开之。近年来采用显微外科技术,将带血管蒂的筋膜垫覆盖于骨端,其光滑面朝向关节,周围固定于肱骨下端的骨膜上,远期效果更好。

此种关节成形术,不仅将病灶清除,又将强直的关节恢复活动功能,故患者希望,尤以青壮年,只要坚持锻炼,肱二头肌、三头肌锻炼有力,关节功能大多恢复良好。

2.关节融合术

12 岁以上,肘关节晚期全关节结核或非功能位的肘关节强直者,特别是对某些必须参加体力劳动的成年人,在结核病灶痊愈后,为了恢复肘关节的稳定和力量,可做关节融合术。即作关节软骨清除后,取髂骨植骨放于粗糙骨质骨端间,石膏固定功能位直至骨性愈合。或在清除肱尺、肱骨小头软骨面后,将桡骨小头切除 2 cm 屈肘 90°时,使肱骨滑车和尺骨鹰嘴骨质紧密接触。再在肱骨下段至鹰嘴凿成一长 7～9 cm,宽 1.5～2 cm 的骨槽,取一相应大小的髂骨块修整后,下端插入鹰嘴,上段嵌入肱骨沟槽内,使其紧密嵌合,再用 2 枚可吸收螺钉分别从植骨条的上端和下端鹰嘴部固定之,尔后石膏固定屈肘 90°左右,前臂中立位 3～4 个月,直至骨性愈合

二、腕关节结核

腕关节结核在上肢骨关节结核中居第 2 位,多发于青壮年成人,10 岁以下儿童少见,男性患者多于女性。

(一)病因病理

腕关节结构复杂,腕骨由近排和远排腕骨构成,近端连接桡骨和尺侧三角软骨盘,远端连接掌骨基底,腕关节滑膜较少,各腕骨基底皆很小,所以结核杆菌如若侵犯,单纯滑膜结核或单纯骨结核较少,多侵及全关节,形成全关节结核。仅桡尺骨远端相对因体积较大,可见及单纯骨结核,且可具有中心型和边缘型病变。腕关节结核其感染途径多为其他脏器病变经血运传播而来,少数可有邻近病灶直接扩展蔓延而至。由于腕部软组织较少,各骨滋养血管仅靠掌背侧韧带间小微血管进入,血供应差,缺少肌肉保护,一旦结核杆菌侵犯,一是各骨块易发生坏死;二是关节内炎症渗出或脓液很容易破溃形成窦道。如若治疗不及时,由于各关节软骨的破坏,三角软骨等的损伤,可逐渐发生前臂旋前、腕下垂及患手尺偏畸形,而后出现纤维性或骨性强直。

(二)临床表现与诊断

1.临床表现

(1)初期:患腕微微酸痛,轻度肿胀,关节活动不灵僵硬感,酸胀疼痛活动后加重,休息后减轻,病变呈缓慢渐进加重。

(2)中期:局部疼痛加重,压痛显著,肿胀明显,活动功能受限,发病日久腕背侧出现寒性脓肿。

(3)后期:关节活动明显障碍,可见寒性脓肿穿破皮肤形成窦道。由于关节严重破坏,殃及下尺桡关节,致使前臂不能旋转,腕部下垂、尺偏畸形,关节僵直等。

2.诊断

(1)具有上述某一些阶段的临床症状体征。

(2)X 线检查:早期滑膜结核,仅见骨质疏松和软组织肿胀影响;单纯骨结核可见到尺或桡骨远端中心或边缘破坏,其他各腕骨受侵犯者破坏明显,边缘模糊或为不规则破坏缺损,间隙宽窄不一,或狭窄、消失,或诸骨轮廓不清、密度不均,

排列紊乱或融合在一起,有的偶见死骨。

(3)实验室检查:白细胞总数不高,中性不高,淋巴偏高,血沉明显增快。

(三)治疗

1.非手术疗法

中西医结合药物内服外敷同肩肘关节结核的治疗。治疗期间局部制动患手于休息或功能位。腕关节行局部抗结核药物注射时,应从腕背侧进针。

2.手术疗法

(1)腕关节结核病灶清除术。

适应证:对保守治疗无效的早期全关节结核、单纯滑膜结核、桡尺骨远端结核及患儿晚期全关节结核皆是病灶清除术的适应证。

手术方法:患者仰卧,患肢外展于手术台旁的小桌上。前臂旋前位以腕关节背伸为中心取"S"形切口,显露腕背侧韧带并纵向切开,分别将桡侧伸肌腱拉向桡侧,伸直总腱拉向尺侧,横行切开关节囊,显露腕关节病灶,将病灶内的干酪坏死组织、肉芽组织、滑膜组织等予以切除、刮除。如为桡尺骨远端的结核病灶,则不必取其切口,在桡或尺骨远端背侧取一纵切口,切开骨膜,直接切除或搔刮除病灶内的脓液、干酪坏死组织、肉芽组织即可。而对全腕关节结核,不仅要切除、刮除干酪坏死组织,还要切除破坏了的软骨及刮除软骨下的结核巢病灶,肉芽组织。因腕关节结核复杂,一定要仔细检查,以免遗漏小的软骨下结核巢病灶。尔后生理盐水反复冲洗干净,链霉素 1 g 或加异烟肼 0.2 g 置于关节内,依次缝合关闭切口,石膏托固定于腕关节功能位 3 周,拆除石膏后再作功能锻炼。

(2)晚期腕关节结核病灶清除和腕关节融合术:腕关节晚期结核病灶清除术,切口和显露病灶同上手术方法,只是在病灶清除中,将桡骨远端的关节面一并切除,自关节囊横切口两端向手指方向纵行切开,充分显露腕骨及第 3 掌骨基底部,用生理盐水反复冲洗干净后,止血再行腕关节融合术。由于腕关节晚期结核病变所致腕关节的畸形、功能障碍,故应行腕关节融合术,这也是治疗其并发症、恢复腕部分功能的有效方法。在病灶清除术后,再自桡骨远端背侧距桡腕关节 4 cm 处,向远侧经月骨、头状骨到第 3 掌骨基底部,凿一长 7 cm、宽 1.2 cm、厚 0.5 cm 的长方形骨槽,将舟骨、月骨、头状骨及第 3 掌骨近端的软骨面切除,再用一小圆凿凿入第 3 掌骨基底,挖凿一小凹洞,将植骨块插入小凹洞内,另一端嵌入桡骨远端的骨槽内,用 2 枚可吸收螺钉将骨块固定于桡骨上。冲洗创面、止血,创面内置入链霉素 1 g 或加异烟肼 0.2 g,依次关闭切口,尔后用长臂石膏固定于患肢屈肘 90°,腕关节功能位,前臂中立,拇指对掌位 2~3 个月,直到骨性愈合。

三、髋关节结核

髋关节结核的发病率为四肢骨关节结核的第 1 位,占全身骨关节结核的第 2 位,仅次于脊柱结核。患者多为 10 岁以下的儿童,男多于女,有的文献资料统计,男女之比约为 2.5：1,一般为单侧,罕有双侧同时发病者。中医谓其为环跳疽。

(一)病因病理

髋关节位居人体中部,是负重和运动的枢纽,易于损伤。先天禀赋不足,后天营养不良,以致正气虚弱,是易感染结核菌的内在基础。儿童骨骼柔嫩,关节正值生长发育之际,筋骨尚未坚强。儿童生性活泼好动,易形成积累性损伤,使局部抗病能力降低;或因跌打闪挫,关节气血凝滞;或因风寒客于关节,经络不畅,气血不舒,上述这些皆为结核杆菌留聚繁衍提供了有利的条件。若机体在正邪抗争中,正不胜邪,则邪毒日盛而腐蚀筋骨,破坏关节。初发病灶,可始于滑膜(单纯滑膜结核),渐及骨质;也可始于髋臼内,终致软骨、滑膜、骨质及其周围软组织均遭破坏,形成全关节结核。

髋关节的单纯滑膜结核,其病理变化主要是滑膜充血增厚、肉芽组织增生,形成脓肿的较少。单纯骨结核和全髋关节结核,则形成脓肿的机会较多。其中髋臼所产生的脓液,向前可穿至关节内,向内可穿破骨盆内侧壁,向后可流注到臀大肌深层,形成寒性脓肿;股骨头颈结核的脓液有两个去向,一是一般早期即穿破骨膜进入关节内,二是流注到大粗隆或大腿外侧。全关节结核,有时髋关节内的脓液可穿破关节囊的前、内侧薄弱处,或通过髂腰肌滑囊而在股前内侧形成脓肿,关节破坏严重的,可产生病理性股骨头半脱位或全脱位。

(二)临床表现与诊断

1.临床表现

(1)初期:患髋酸痛不适,或诉膝关节痛,活动或跑跳过多后髋部疼痛加重,或出现跛行,夜间熟睡时常因肢体扭动致痛惊醒,儿童则出现夜啼,休息后疼痛减轻。体检时患髋不能过伸(正常儿童可过伸 $10°～20°$),内外旋转亦受限,有的可见下肢略长。全身表现早期多无明显症状,或有轻度不规则低热,食欲缺乏,体重日渐减轻。

(2)中期:患肢屈曲,患髋不能伸直,内收、外展、旋转皆有一定程度受限。有的诉说膝痛,但体检时却发现病痛在髋关节,托马征阳性,即平卧时患髋被动屈曲位,强行伸直髋关节,则腰部抬高悬空,患肢肌肉萎缩,有的在臀部或大粗隆部,或大腿外侧,或股三角处,可发现饱满、压痛及寒性脓肿。由于病程较久,患者精神委顿,形体日渐消瘦,午后低热,眠差盗汗,纳谷不香,脉象细数,舌红少苔,血沉增快,血色素偏低,有阴虚内热之象。

(3)后期:全身虚弱和局部症状进一步明显。患髋屈曲内收挛缩,功能活动障碍,臀部肌肉可出现萎陷,伴有髋关节脱位时,则患肢短缩伴脱位畸形,寒性脓肿破溃,窦道形成,干酪样组织或死骨从窦道流出。

2.诊断

(1)符合上述某一病情发展阶段的症状体征。

(2)X线或CT检查:X线检查,双侧髋关节对比,有可能发现微小的变化,如双侧闭孔不对称,患侧关节囊的轻微肿胀,髂骨、股骨上端骨小梁变细有骨质疏松,骨皮质变薄。如不明显,怀疑者可行CT检查,CT有可能发现关节囊肿胀,关节内积液,关节间隙增宽,甚或发现股骨头很小的骨破坏缺损。单纯滑膜结核时,X线片特别是CR片或CT的上述表现明显;单纯骨结核时,借助CT检查,可发现其早期病变;全关节结核主要依据关节软骨的破坏程度区别早期还是晚期,早期股骨头光整,关节软骨下骨板清晰,而晚期股骨头不光整,软骨下骨板模糊,甚至关节间隙变窄、模糊不清,产生病理性脱位,关节僵直等。

(3)实验室检查:关节穿刺液进行涂片染色检查及细菌培养可协助明确诊断。

(三)治疗

1.非手术治疗

(1)中医药内服外用:根据三期辨证内服药物,各期均可服抗痨丸,一天2次,每次1.5～3 g。

初期:可用阳和汤加减服用,连服4～5周。局部外敷回阳玉龙膏掺桂麝散或阳和解凝膏。

中期:服用清骨散合六味地黄汤加减,如有正虚表现,可加参芪等扶正托毒之品。外治仍可用阳和解凝膏,或用骨疽拔毒散冷开水调敷,每天2～3次,对消肿止痛疗效良好。

后期:以补虚扶正为治,详见概论。

(2)化学药物治疗:一旦诊断明确,即应以2～3种抗结核药物联合应用,首选异烟肼、链霉素和利福平3种。在口服、静脉、肌肉给药的同时,对早期单纯滑膜结核的成人或年龄较大、能积极配合治疗的儿童,可行局部关节腔穿刺,注入链霉素 0.5～1 g,异烟肼 0.1～0.2 g,每周 1～2 次。治疗期间,应经常观察患者,尤其儿童的听力情况,以防链霉素中毒致听力障碍。

2.手术治疗

(1)单纯滑膜切除术:单纯滑膜结核或滑膜结核有可能转变成全关节结核,经中西医结合非手术治疗效果不佳者,宜行手术滑膜切除术。可采用髋关节前方入路,取 Sminth-Petersen 切口,从前侧十字型打开髋关节囊,吸出脓液,剪除、切除关节囊纤维层和滑膜组织,用组织剪剪断股骨头圆韧带,在稍加牵引的情况下,屈曲、内收、外旋髋关节,即会将股骨头脱出。股骨头脱位后,再仔细检查股骨头和髋臼是否有破坏,软骨下有病灶否,如局部软骨面光泽消失、变软变薄而且压缩,其下方可能有结核灶,应一并刮除。外旋患肢,切除露出关节后部的滑膜,搔刮股骨颈周围的滑膜组织。生理盐水反复冲洗创面,烧灼止血,关节腔内置入链霉素 1 g、异烟肼 0.2 g,儿童减半,复位股骨头,依次缝合关闭切口。术后皮牵引 4～6 周,6～8 周拄双拐下地,术后 3～4 个月摄片,如病变稳定,股骨头无缺血、坏死征象,X 线骨密度不均,才能弃拐负重行走。

(2)单纯骨结核病灶清除术:根据病变所处的位置确定手术方式。如位于转子间线或髋臼顶部者,为关节囊外,手术应尽量不切开关节囊,于关节囊外病灶清除,抗结核药物置入后,局部骨质缺损大者,可就近取其髂骨填充之。如病灶位于股骨头及头颈中部必须切开关节囊方可显露病灶,手术入路为髋关节前外方,切开关节囊后,寻及病灶并凿开之,予以刮除,反复冲洗后置入链霉素和异烟肼,如骨缺损大者,亦可就近取松质骨植入。术后皮肤牵引 6～8 周,待病变稳定后可扶双拐下地,待 X 线片复查植骨融合后,方可弃拐行走。

(3)早期全关节结核病灶清除术:为了抢救关节功能,在积极中西药抗结核的基础上,及时手术治疗。手术切口可选择单纯滑膜切除术术式,依次进入,切开关节囊,切除滑囊及其肌层,剪断圆韧带,刮除股骨颈及髋臼周围滑膜组织,寻及关节软骨及其下的结核病灶,刮除干净,用生理盐水反复冲洗创面后,将股骨头复位,创面内置抗结核药物,依次关闭切口。儿童予以髋人字石膏固定 3 个月,成人用皮肤牵引 8～10 周,术后 3 个月摄片复查,如若病变稳定,且无股骨头密度改变、无菌坏死者,可弃拐下地行走。

(4)晚期全关节结核治疗:如关节破坏严重,窦道经久不愈,仍有死骨者,应行病灶清除术,手术方式同早期全髋关节结核病灶清除术。

(四)合并症、并发症

髋关节结核晚期,病灶清除术后,考虑到术后关节不稳疼痛,功能障碍者,或出现关节强直在非功能位,拟行髋关节融合术。对有的结核病变已痊愈,关节畸形,影响功能者,亦应作髋关节融合或关节成形术。

1.关节融合术

适应于髋关节脱位、畸形或股骨头缺如者,对晚期全关节结核病灶清除术后亦适合。年龄在 15～60 岁间为宜,年龄太小,尚在生长发育期,会相对加重畸形的发展。切口可选用改良的 Sminth-Petersen 切口,即自髂嵴中点,沿髂嵴向前至髂前上棘,再转向大转子前,弯向大转子基底部,依次进入髋关节,暴露转子部。如为晚期髋关节结核,在病灶清除干净后,反复冲洗创面,创面置入抗结核药物后,和其他病变同样采用髋关节内外植骨法植骨。用骨刀沿髋臼外上缘髋臼体部分跨过关节,抵股骨转子间线凿一骨槽,从髂骨取一相应大小的骨块,镶嵌钳槽中,必要时用可吸收螺钉固定骨条,关节内再植小块松质骨。手术完毕,维持体位,双髋人字石膏固定患肢在外展 10°～15°、屈曲 20°～30°、中立位或稍外旋位 4～6 个月,但术后 2 个月后可拆除膝关节及其以下的石膏,使其在侧俯卧位时,可锻炼膝关节。术后 4～6 个月拆除石膏后,如已达骨性愈合,方可下床活动。

2.Abbof 手术

此手术适用于 15 岁以上,股骨头颈破坏严重致头颈消失,患髋并伴有严重的内收、屈曲畸形者。手术入路基本同髋关节融合术,切口的下端向后外方延伸,便于剥离附着于大转子上的臀中、小肌,切断髋关节前、内侧挛缩的韧带、肌腱,将髋臼和股骨头病灶清除,削去股骨颈和大转子的皮质骨,将大转子纳入髋臼内以松质骨充填,患肢置外展、内旋 10°的位置,应以大转子不脱出髋臼为度,常规处理创面后,尔后行双髋人字石膏固定,术后 4 周拆除健腿石膏,仍保留单髋人字石膏固定 4～6 个月,待骨性愈合后,再行下床活动。

3.金属环成形术

适用于髋关节结核愈合后合并髋关节畸形者,本方法据文献记载为 Sminth-Petersen 所创用,即用于钴铬合金做成一个杯子套在股骨头和髋臼之间,可获得活动的关节。这种成形术相对比较稳定,患髋有一定的活动度。

4.全髋关节置换术

对于晚期结核痊愈后是否可行全髋关节置换术,目前尚有一定的争议,有的认为在有效抗结核药物的预防下可作此手术,但有的学者考虑到骨与关节内的感染,虽然临床上已愈合,但仍然有一定的再发可能,异物植入是否适合,当慎重。如若置换,在行关节置换术中,应加用有效的抗生素、抗结核药物预防之。

手术从髋关节前侧入路或后侧入路皆可,应注意术前应作骨牵引,术后抗生素预防感染,一般 2～6 周可扶拐下床活动,但此手术 60 岁以下者,一般不宜做。

四、膝关节结核

膝关节在全身大关节中滑囊最多,是滑膜面积最大的关节,也是负重大、活动多,最易扭伤,骨端松质骨丰富的关节,故其发病率较高,在全身关节结核中仅次于脊柱结核、髋关节结核而居第 3 位,约占骨关节结核的 6%～15%。发病年龄多在 5～15 岁的儿童、少年,有文献报道多发于青壮年,男性多于女性。因膝关节的滑膜组织最为丰富,故单纯滑膜结核发病率高。中医学称膝关节结核为"鹤膝痰"。

(一)病因病理

由于膝关节承重大、劳损多,加之其前方、侧方又无丰厚肌肉保护,阴寒湿邪易于侵袭,寒凝气滞,瘀血阻络,局部抗病力减弱,寒湿瘀阻相搏,结聚为痰,发于膝中。结核杆菌经血液流注于此,繁衍聚毒为患。广泛而丰厚的滑膜易于受侵犯,故初发病灶在滑膜居多(单纯滑膜结核),其次在股骨下端和胫骨上端(单纯骨结核),单纯髌骨、腓骨头、胫骨结节骨结核少见。

单纯滑膜结核的感染,一是由血液循环所携结核杆菌直接侵入而发病;另一种是结核杆菌首先侵入了滑膜下组织,在滑膜下生长繁殖产生大量的代谢产物,其代谢分泌物、脓液聚积到一定程度冲破滑膜入关节腔而引发所有的滑膜病变。滑膜组织受结核杆菌的侵犯后,将会充血、水肿,通透性增加,渗出液增多,滑膜本身的颜色由浅红色变为暗红色,表面因受炎症增生,产生无数个细小的乳头状增生,表面粗糙起来,关节液也失去原有的无色、透明、黏性和润滑的特点而变为浅黄色、混浊、无黏性的液体。随着病变的进展,滑膜逐渐失去原来的功用而增厚并慢慢变得失去弹性。滑膜结核病程可持续数月或更长时间,随后滑膜结核性肉芽的血管翳侵入关节软骨及软骨下松质骨,日渐扩散成全关节结核。

膝关节单纯骨结核多发生在股骨下端骨骺或干骺端,胫骨上端常发生在内外两髁,分边缘型和中心型两种。边缘型多发生在干骺端,以骨破坏缺损为主,中心型常可见到死骨形成,死骨吸收后残留空洞。单纯骨结核治疗不当或不及时,将可穿破关节软骨、滑膜囊进入关节腔,而形成全关节结核。

单纯滑膜结核或单纯骨结核未能及时控制,皆可发展成全关节结核。全关节结核不仅破坏了滑膜、关节囊,包括髌上囊、关节腔的两侧腘窝多个滑囊,也破坏了关节软骨面、半月板软骨、十字韧带、上下两骨骺或干骺端,形成晚期全关节结核,致关节不稳、旋转、伸屈及收展障碍,脱位等或僵直畸形。下肢的生长67％靠股骨下端和胫骨上端骨骺板生长,一旦骺板被破坏,如为少年儿童,必然导致患肢的短缩畸形。

（二）临床表现与诊断

1.临床表现

（1）初期:单纯滑膜结核,表现为关节肿胀,不红不热,伸屈不利,微痛不适。活动后加重,休息后痛减;单纯骨结核,因病灶位于骨质深部,症状体征多不明显,患者仅诉局部酸痛,局部压痛或微肿。

（2）中期:单纯滑膜结核,患膝弥漫性肿胀,活动后更甚,浮髌试验阳性,穿刺可得黄色混浊的液体。跛行,伸屈轻度受限。由于活动减少,关节肿胀,股四头肌萎缩,膝部呈梭形肿胀,状如"鹤膝"。单纯骨结核,局限性肿胀、压痛,疼痛随病情发展日渐明显,但关节伸屈受限不大。当病变进一步发展,上述症状体征会更为显著,关节呈屈曲状而不能伸直,关节功能受限,有进一步演变为全关节结核之势。

（3）后期:患膝呈梭形,肿胀,屈曲挛缩畸形,伸屈功能丧失,膝关节周围有一个或多个窦道形成,易并发混合感染。此时因病程日久,消耗很大,患者必体虚瘦弱,面色萎黄或㿠白,少苔质红,多有气阴亏损之象。

2.诊断

（1）具有上述临床表现中的一种。

（2）X线检查:早期可见软组织肿胀及骨质疏松,如为儿童,则见患侧骨骺出现早且较健侧增大,髌下脂肪垫变小或消失,髌骨前移。积液增多时,不仅可见到关节腔增宽,而且可见及髌上囊呈烧瓶状改变,病久则滑膜增厚。单纯骨结核X线片常见于股骨下端,次见胫骨上端,边缘型病变,可见及溶骨性破坏、边缘骨缺损,中心型病变早期呈磨砂玻璃样改变,此后可有死骨出现,待死骨吸收即为空洞。全关节结核X线,具有滑膜结核的表现,亦有单纯骨结核的X线所见,早期软骨下骨板大多尚保持完整,关节间隙多增宽。及至晚期,病变进一步发展,关节软骨及软骨下骨质破坏,关节间隙变窄甚至消失,关节畸形,脱位。

（3）实验室检查:血沉高于正常数倍,后期红细胞计数、血色素降低等。早期关节穿刺液镜检或滑膜活检可协助诊断。

（三）治疗

1.非手术治疗

（1）中西药全身治疗。

中药:内服,按照三期辨证施治内服中药,治疗方药同髋关节结核。

化学药物:可选用三药联合应用的短程化学治疗,一般选用异烟肼、利福平各3片晨起顿服,链霉素0.75 g肌内注射,儿童酌减,3个月为1个疗程,注意观察询问患者听力情况,尤其患儿应特别慎重,待病情好转后,再根据情况减量或减少给药次数。

(2)局部治疗:①在局部用药的同时,应嘱患者卧床休息,尽量不下地或少下地行走,如有屈曲畸形,可用皮肤牵引或石膏托固定以制动休息。②在单纯滑膜结核早期阶段,关节腔内可注入链霉素0.5～1 g,异烟肼0.1～0.2 g,1周1～2次,3个月为1个疗程。③因膝关节局部周围肌肉不太丰厚,故局部中药外敷,或配合关节腔内药物注射疗效好。

对早期的全关节结核采用全身及局部使用中西医结合治疗后,70%～80%病例可获得永久性治愈。

初期:局部外敷回阳玉龙膏掺桂麝散或阳和解凝膏;膝关节伸直位托板固定或用石膏托固定。

中期:关节内积液不多的,亦可局部外敷初期的药物并制动,此期应行中西结合治疗,关节内注射抗结核药物。

后期:除具备有手术指征的按手术治疗外,有窦道者,应按概论中药外用换药处理。

2.手术治疗

(1)膝关节滑膜切除术:对于采用了全身及局部非手术治疗3～6个月后效果不明显的全关节结核,及膝关节滑膜增厚者,应行滑膜切除术。

膝关节的滑膜比较复杂,半月板将滑膜囊分为上、下两部和前方形成5个隐窝,在后方有后上内侧、后上外侧、后下内侧和后下外侧等隐窝。前上隐窝和髌上囊相通。全关节结核有的累及所有的滑囊,包括交叉韧带上的滑膜,都必须彻底清除。

手术采用膝关节前内侧切口,自髌上囊6 cm处沿股四头肌内侧缘绕髌骨下行至胫骨结节内侧,依次切开,在股直肌腱与股内侧肌连接处,将腱性部分纵行切开,向下沿髌骨内缘切开髌内侧支持带及关节纤维囊,切开滑膜,将髌骨翻向外侧,显露关节腔。根据关节腔暴露需要,或伸或屈膝关节,依次剪除、切除、刮除滑膜或滑膜下肌层,将关节腔内及各滑囊韧带及半月板上的干酪坏死组织皆予以全部清除,并切除髌下脂肪垫,刮除软骨面上的血管翳或肉芽组织,彻底止血后,生理盐水反复冲洗创面,创面再置放链霉素1 g,或异烟肼300 mg,尔后逐层关闭切口,加压包扎膝部。

术后抬高患肢,一周后做股四头肌锻炼,逐渐活动膝关节。

(2)膝关节结核病灶清除术:对于膝关节单纯骨结核、早期全关节结核及儿童时期全关节结核皆适于做此手术。

手术切口依关节腔显露膝关节单纯滑膜切除术。此手术除对病变的滑膜、干酪坏死组织一并切除外,对关节的各个软骨面、包括髌骨软骨面及其周围边缘有侵蚀破坏者,皆应剪切清除,软骨下骨质的病灶,亦应刮除。有的关节面尚完整,但已失去光泽、变薄处,压之有弹性感时,则为软骨下有结核病灶,应切开软骨、刮除病灶;如半月板已被侵犯变性破坏,亦可以切除之。病灶清除彻底后,生理盐水反复冲洗,电灼止血,创面内置链霉素 1 g,或异烟肼 300 mg。依次关闭切口,加压包扎。术后抬高患肢,制动 2 周后,可活动膝关节。

(3)膝关节病灶清除加压融合术:根据骨病灶和滑膜病变的范围,确定切口的长度,选择膝前正中切口,如需保留髌骨,切口可绕髌骨而行。暴露的方法如同全关节结核病灶清除术,切除增厚的滑膜和病变骨组织、切除窦道,生理盐水反复冲洗干净,参照 X 线片与骨端破坏范围决定截骨范围,决定截骨平面。在预定截骨的平面上,用锐骨膜剥离器环形剥去其软组织,保护腘窝软组织,距胫骨平台下方 1～2 cm 和股骨髁上方 2～3 cm 截骨,并将股骨和胫骨截骨面上残余的骨病灶予以清除干净。尔后选择两枚 0.6 cm 直径骨圆针,一根于胫骨上端腓骨头下方一横指上由外向内垂直穿入,另一根在股骨髁上内收肌结节上方从内向外垂直于股骨穿入,两针垂直,加压使断面吻合。融合后保持膝外翻 5°～10°,屈曲 5°～10°位,四周后可拔除加压针,改为管型石膏固定 2～3 个月。

(四)合并症、并发症

晚期膝关节结核,由于失治或误治,导致膝关节破坏严重,功能严重障碍甚至丧失,有的虽病愈,但残留有脱位或功能僵直在非功能位,而非手术又无解决的好办法,故应行手术治疗。手术多用膝关节融合术,膝关节加压融合后解决了膝关节的疼痛和恢复肢体承重。

1.膝关节融合术

膝关节融合的股、胫两截骨面积大,单纯作关节内融合即可得到良好愈合,故不必再作关节外融合,但为了促进愈合,以前不少学者采用各种不同的内固定,有做自体胫骨块关节旁植骨、胫骨骨条作轴心式或交叉式内固定,或钢板螺丝钉内固定,现在多采用加压内固定,陆裕补用两枚骨圆针作交叉内固定,加以石膏外固定,方法简单。用加压器行膝关节加压融合术,其愈合率很高,是比较简单有效的方法。

2.病灶清除加膝关节加压融合术

由于局部原有混合感染、软组织和骨的破坏,术中的解剖不清,可能会出现一些手术并发症,如血管的损伤等。反复穿刺导致的混合感染,严格灭菌操作可预防发生。由于膝关节的僵直招致的腓总神经损伤,在作关节融合术后可缓解。在作病灶清除和膝关节加压融合术时,应注意保护腘窝部的血管,操作应小心谨慎,并注意腓总神经的保护。

3.骨延长术

由于青少年膝关节结核破坏了生长发育中的骨骺板,病愈后将严重影响患肢的生长而短缩畸形,为此,应根据是股骨或是胫骨有短缩畸形,而行股骨或胫骨延长术。胫骨延长术操作较容易,且并发症少,故临床多采用。

胫骨延长术适应于两侧肢体长度超过 3 cm 者,而大部分为胫骨短缩者,且患侧髋、膝关节功能良好、除短缩外无其他畸形者,年龄超过 10 岁,在 10～22 岁,以 10～18 岁间年龄最为适宜。

手术在麻醉生效后,先行在小腿中下 1/3 段外侧取一小切口,截断腓骨。再安置骨延长器,分别从延长器的外侧孔依次将骨圆针垂直打入胫骨,上端自胫骨结节及其下 3～4 cm 处进入,下端针自胫骨下 1/3 近端及其下方 3～4 cm 处打入,四针必须平行,并插入骨延长器的对侧孔中。尔后于胫骨前内侧作弧形皮肤切口,在胫骨中下 1/3 段将胫骨骨膜与周围软组织环形剥离少许并切断之。自此,向外横行切断胫腓间骨间膜。再纵行切开胫骨骨膜,"Z"形电锯锯开胫骨,使胫骨至锯开处完全分离,冲洗创面,试行延长胫骨可达 0.5～1 cm,尔后缝合切口。术后抬高患肢,注意患肢血运,术后第 3 天开始延长,每天延长 1～2.5 mm即可,在达到预定延长长度后,即可停止。再用管型石膏固定,待石膏干后可去除延长器而保留 4 根骨圆针,其依然起到延长固定作用。

术后 3 个月摄片复查,若骨痂较丰富,才可拔除长圆针,改用短腿石膏或宽大的小腿夹板固定 2～3 个月,摄片复查,达到临床愈合后,即可去除外固定,行关节功能锻炼,慢慢在夹板和双拐保护下下地逐渐练习负重行走。

参 考 文 献

［1］郭凯.中医骨伤科疾病诊疗及护理［M］.北京:科学技术文献出版社,2020.

［2］李楠,莫文.骨伤内伤学［M］.北京:人民卫生出版社,2021.

［3］李吉平,王岩,李波.中医骨伤科学［M］.贵阳:贵州科技出版社,2020.

［4］王海彬,穆晓红.实验骨伤科学［M］.北京:人民卫生出版社,2021.

［5］杨鸫祥,赵勇.中医骨伤科学［M］.北京:中国中医药出版社,2020.

［6］詹红生,杨凤云.中医骨伤科学［M］.北京:人民卫生出版社,2021.

［7］梁明.现代骨伤与骨病临床诊疗学［M］.哈尔滨:黑龙江科学技术出版社,2020.

［8］莫文.中医骨伤常见病证辨证思路与方法［M］.北京:人民卫生出版社,2020.

［9］黄辉春,原志红,李建德,等.实用骨伤科诊疗［M］.北京:科学技术文献出版社,2020.

［10］刘密.骨伤科常见病中医药适宜技术［M］.北京:中国中医药出版社,2020.

［11］马勇.伤筋动骨无创疗法［M］.郑州:河南科学技术出版社,2021.

［12］赵文海,詹红生.中医骨伤科学［M］.上海:上海科学技术出版社,2020.

［13］冷向阳.中医骨伤科学基础［M］.北京:人民卫生出版社,2021.

［14］栾金红,郭会利.骨伤影像学［M］.北京:中国中医药出版社,2021.

［15］田昭军.传统中医骨伤治疗学［M］.天津:天津科学技术出版社,2020.

［16］阮玉山,李菲,顾霄鹏.现代骨伤与骨病临床诊疗学［M］.汕头:汕头大学出版社,2020.

［17］沈钦荣.理伤续断得录［M］.北京:中国中医药出版社,2021.

［18］徐文铭.现代中医骨伤科诊疗精要［M］.北京:科学技术文献出版社,2021.

［19］王轩.现代中医骨科理论与临床应用研究［M］.长春:吉林科学技术出版

社,2021.

[20] 陈新宇,王春英.中医正骨疗伤法[M].成都:四川科学技术出版社,2020.

[21] 樊效鸿,李刚.骨伤科手术学[M].北京:人民卫生出版社,2021.

[22] 周红海.骨伤科生物力学[M].北京:人民卫生出版社,2020.

[23] 卢敏.国医名师骨伤科诊治绝技[M].北京:科学技术文献出版社,2021.

[24] 刘建宇,李明.骨科疾病诊疗与康复[M].北京:科学技术出版社,2020.

[25] 刘凯.临床中西医常见疾病诊疗精要[M].北京:中国纺织出版社,2021.

[26] 付士芳,李跃彤,任凤蛟,等.中医传统功法易筋经在骨伤科疾病康复中的研究进展[J].天津中医药,2021,39(5):675-680.

[27] 王明亮,梁明,田增辉,等.明清时期中医骨伤科的治疗技术初探[J].中医正骨,2020,34(5):71-74.

[28] 朱立国,邱贵兴.坚持中西医并重,提升中医骨伤科循证研究水平[J].中国骨伤,2021,34(1):1-4.

[29] 刘玉红.基于五体辨证的治则在中医骨伤科中的应用现状[J].中医临床研究,2020,14(11):118-119.

[30] 张佳铭,周铖,张莹,等."动静结合"理念在中医骨伤科学中的应用[J].中医文献杂志,2021,39(6):88-92.